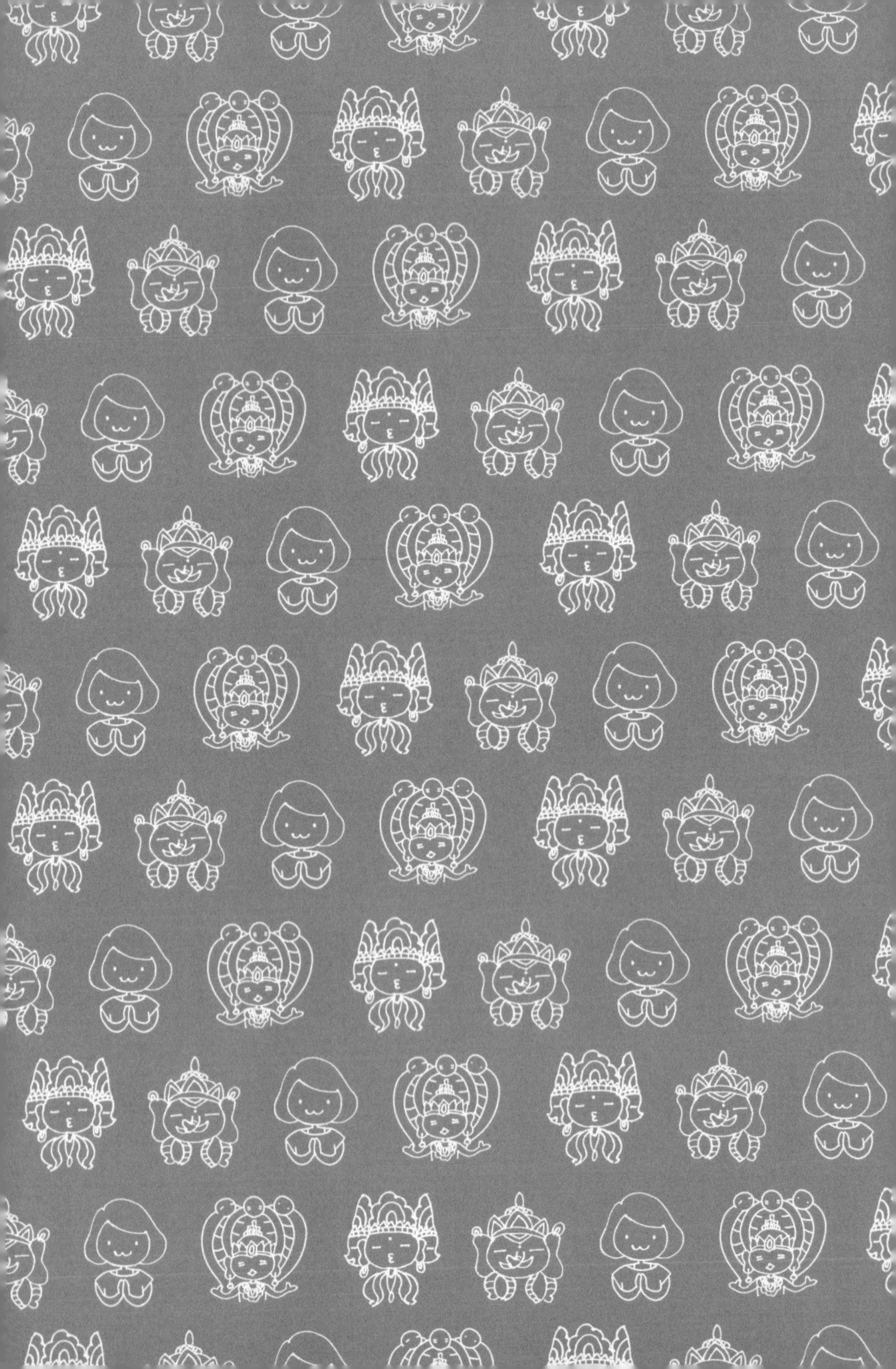

開運ヨガ　世界一カンタンな潜在意識をひらく方法

# 開運瑜伽

皇昌季／著
游韻馨／譯

**融合腦科學，
運用古印度智慧的
最強靈性開運法！**

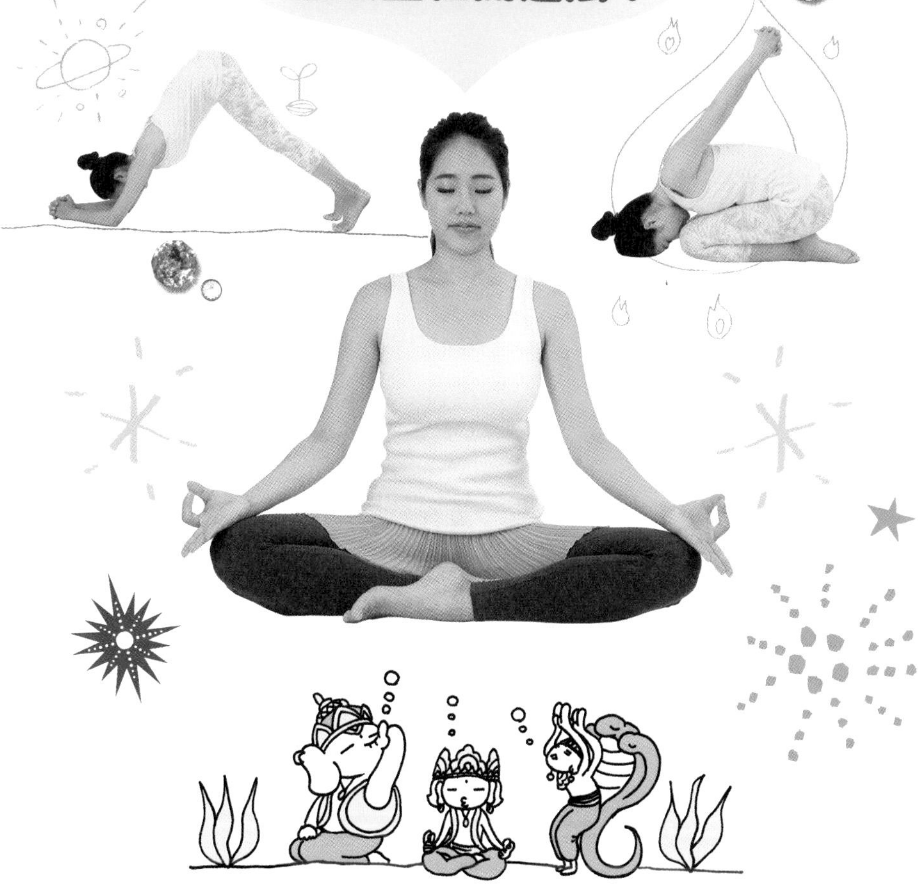

肉體是
通往靈魂的門，
請從此處進入，
通往靈魂。

——斯瓦米・瑜吉希瓦拉南達・帕拉宏撒
（Swami Yogeshwaranand paramhansa）

## 無論多「努力」或嘗試「吸引力法則」，還是無法實現夢想？本書獻給這樣的你……

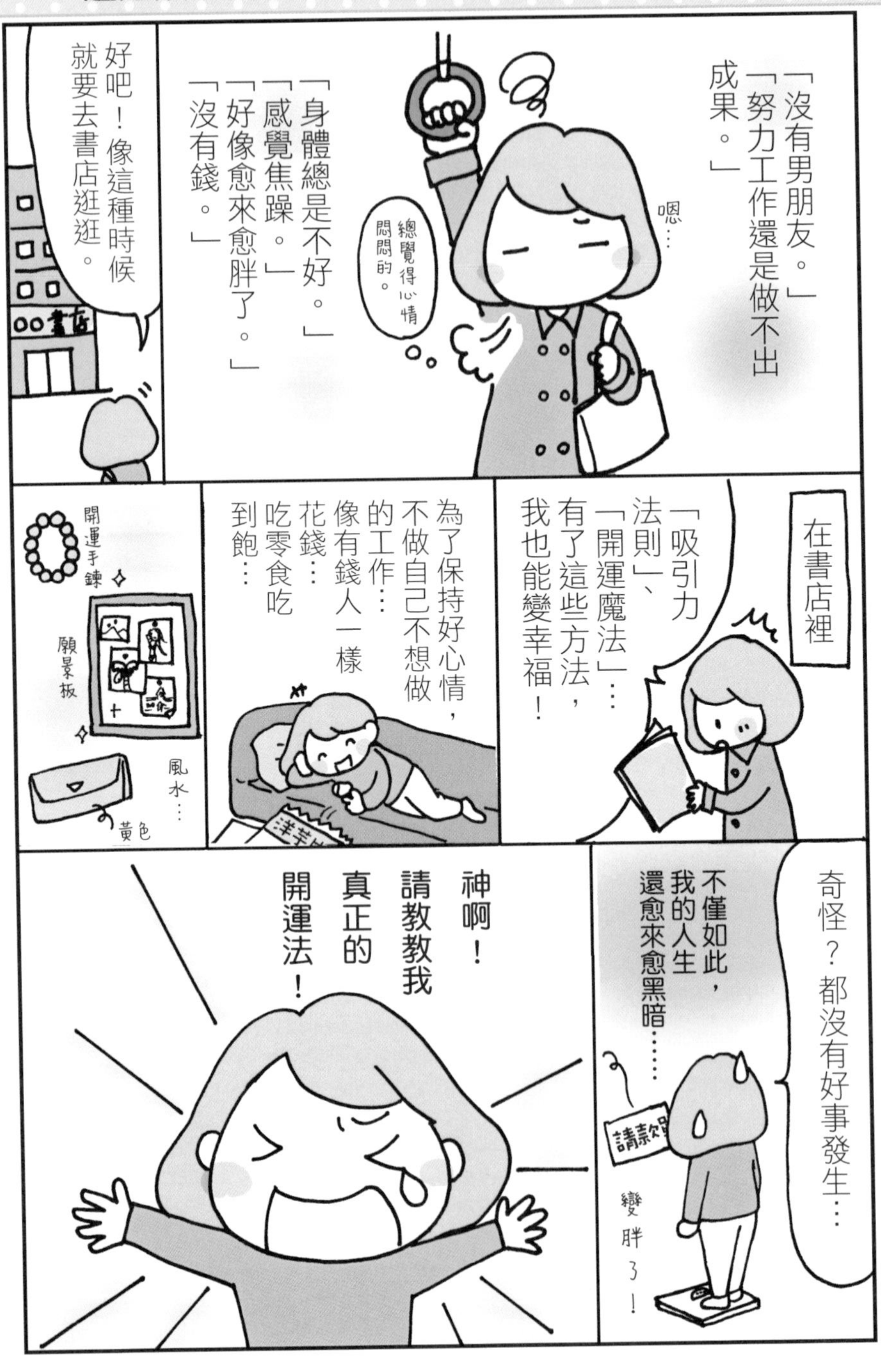

「沒有男朋友。」
「努力工作還是做不出成果。」
嗯…
總覺得心情悶悶的。
「身體總是不好。」
「感覺焦躁。」
「好像愈來愈胖了。」
「沒有錢。」
好吧！像這種時候就要去書店逛逛。
○○書店
在書店裡
「吸引力法則」、「開運魔法」…有了這些方法，我也能變幸福！
為了保持好心情，不做自己不想做的工作…像有錢人一樣花錢…吃零食吃到飽…
開運手鍊
願景板
風水…
黃色
奇怪？都沒有好事發生…
不僅如此，我的人生還愈來愈黑暗……
變胖了！
神啊！請教教我真正的開運法！

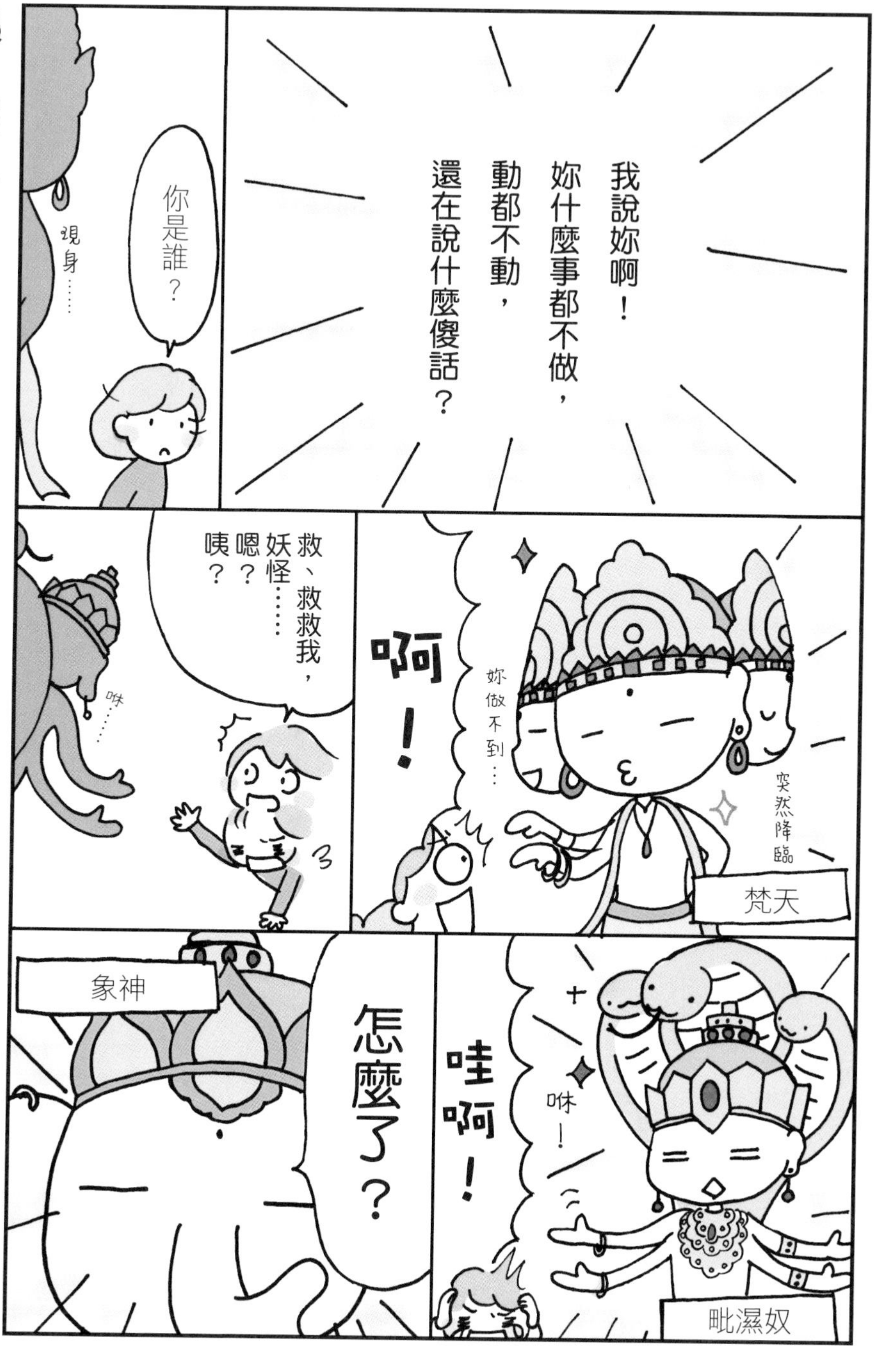
我說妳啊！妳什麼事都不做，動都不動，還在說什麼傻話？
你是誰？
現身……
妳做不到……
啊！
突然降臨
梵天
救、救救我，妖怪……
嗯？咦？
咻……
咻！
哇啊！
毗濕奴
怎麼了？
象神

「梵天」是宇宙創造之神；「毗濕奴」是維持並繁榮宇宙的慈悲恩惠之神；「象神」則是智慧與財富、愛與幸福之象徵。這是最強的超級神明三劍客！

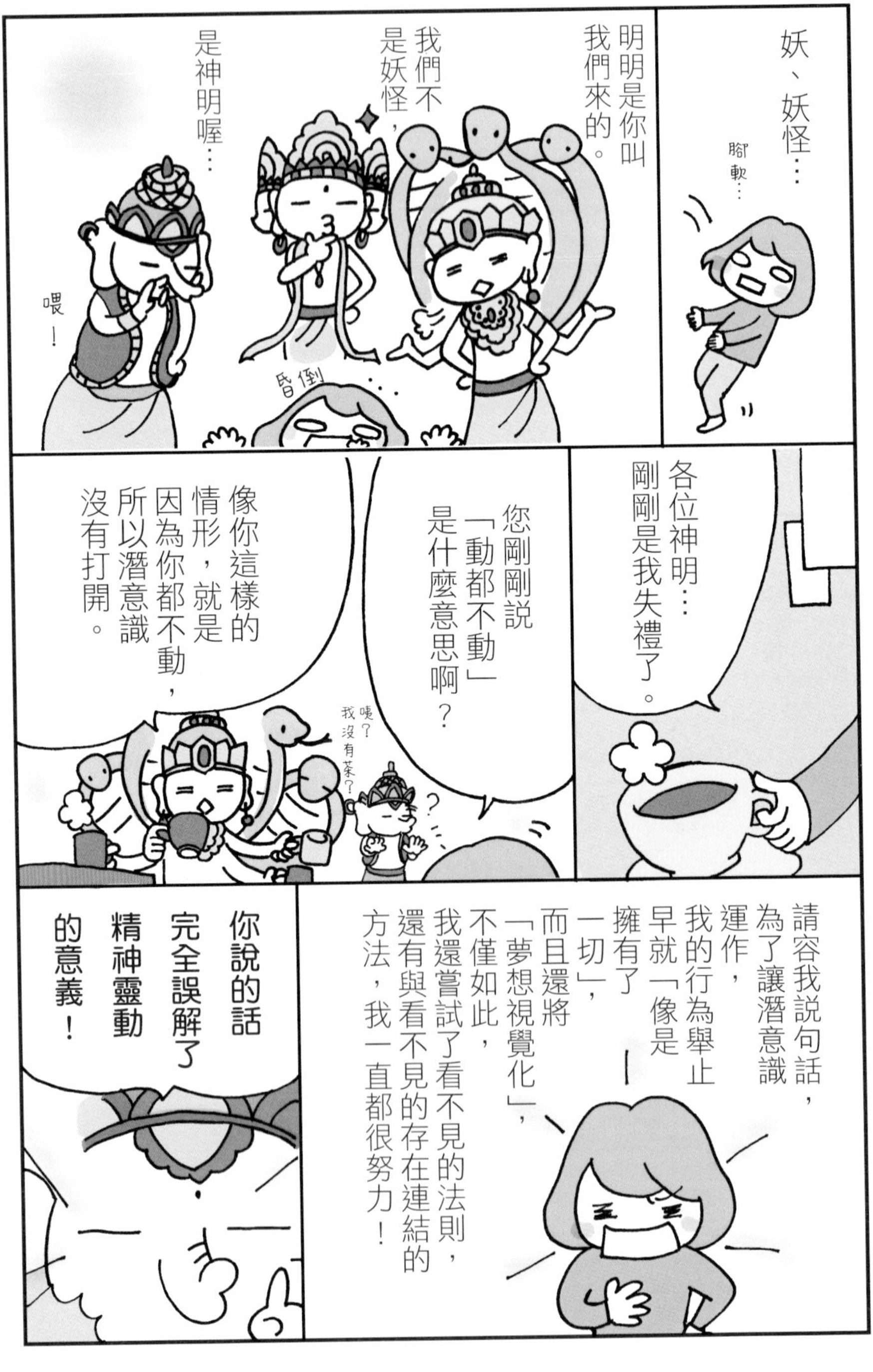
妖、妖怪……
腳軟…
明明是你叫我們來的。
我們不是妖怪，
是神明喔……
喂！
昏倒
各位神明……剛剛是我失禮了。
您剛剛說「動都不動」是什麼意思啊？
咦？我沒有茶？
像你這樣的情形，就是因為你都不動，所以潛意識沒有打開。
請容我說句話，為了讓潛意識運作，我的行為舉止早就「像是擁有了一切」，而且還將「夢想視覺化」，不僅如此，我還嘗試了看不見的法則，還有與看不見的存在連結的方法，我一直都很努力！
你說的話完全誤解了精神靈動的意義！

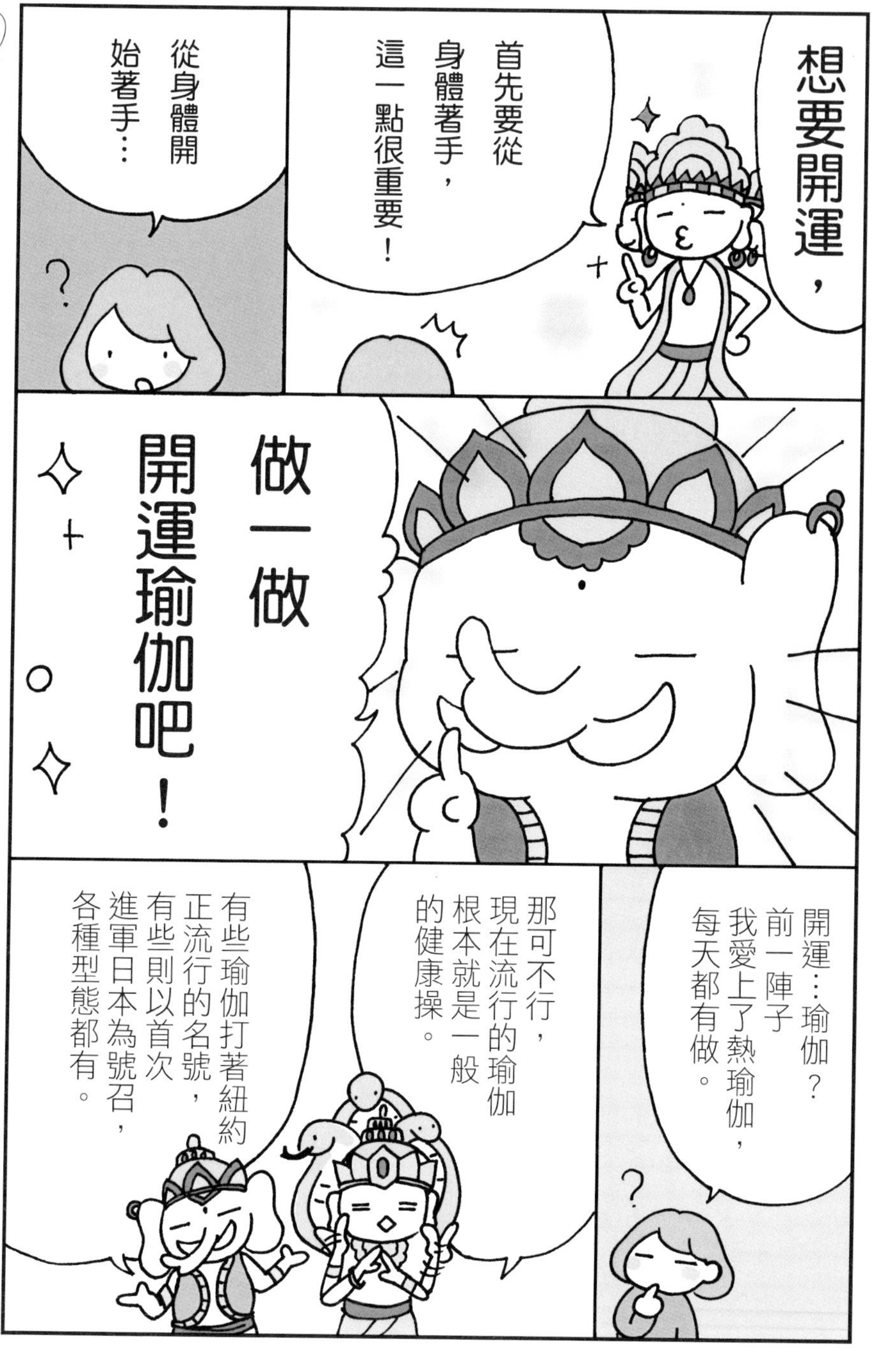
想要開運，
首先要從身體著手，這一點很重要！
從身體開始著手…
做一做開運瑜伽吧！
開運…瑜伽？前一陣子我愛上了熱瑜伽，每天都有做。
那可不行，現在流行的瑜伽根本就是一般的健康操。
有些瑜伽打著紐約正流行的名號，有些則以首次進軍日本為號召，各種型態都有。

你的身體是連結宇宙的天線，自然治癒力是潛意識運作的一部分，可以改善健康狀態，而身體狀況正是提升運氣、開運納福的衡量標準。

身體鬆軟與身體鬆軟是截然不同的事情，這個觀念很重要！

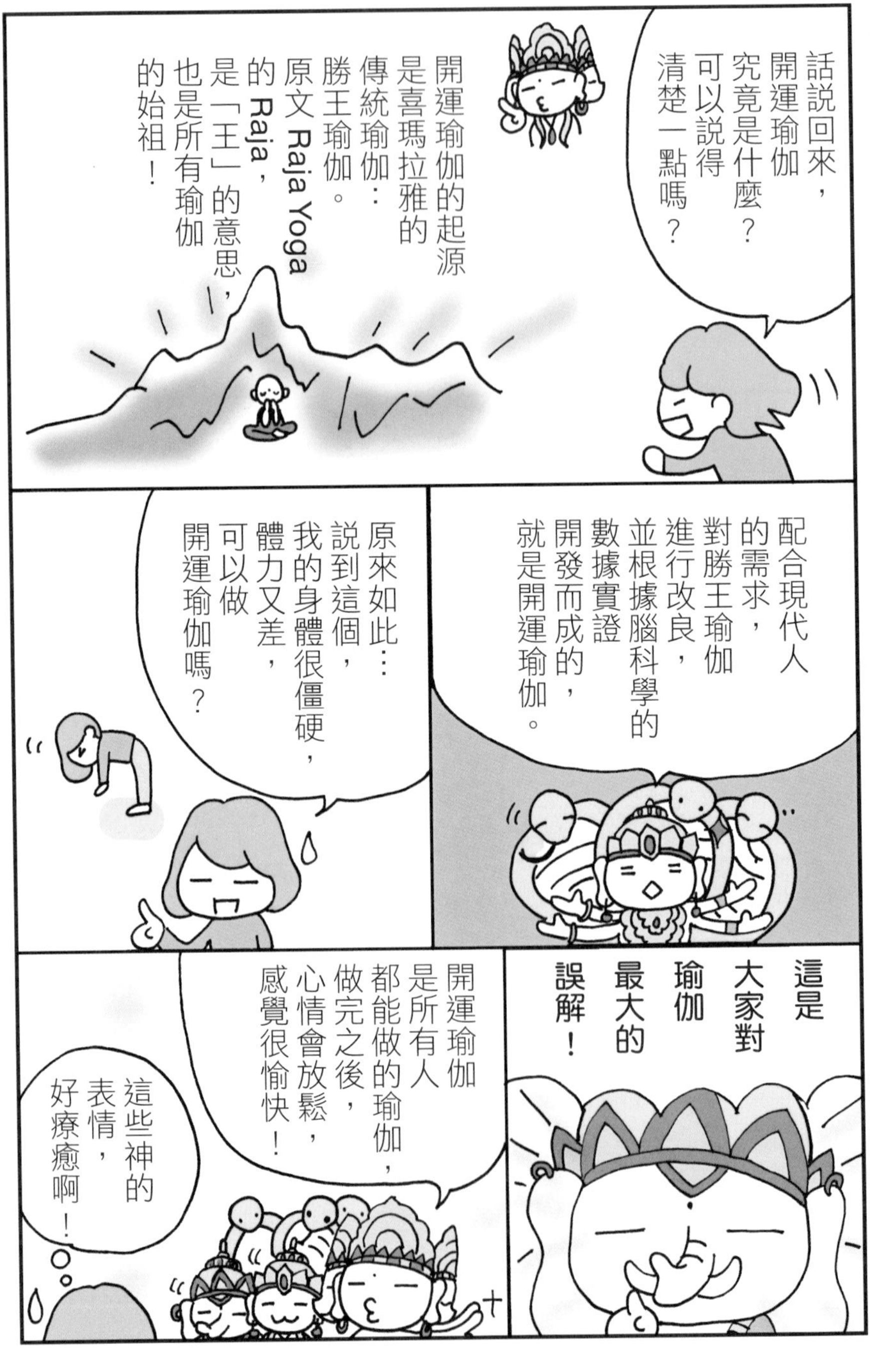
話說回來，開運瑜伽究竟是什麼？可以說得清楚一點嗎？
開運瑜伽的起源是喜瑪拉雅的傳統瑜伽：勝王瑜伽。原文Raja Yoga的Raja，是「王」的意思，也是所有瑜伽的始祖！
配合現代人的需求，對勝王瑜伽進行改良，並根據腦科學的數據實證開發而成的，就是開運瑜伽。
原來如此……說到這個，我的身體很僵硬，體力又差，可以做開運瑜伽嗎？
這是大家對瑜伽最大的誤解！
開運瑜伽是所有人都能做的瑜伽，做完之後，心情會放鬆，感覺很愉快！
這些神的表情，好療癒啊！

序章
Prologue

# 提升運氣的關鍵在於「身體」！

想要提升運氣，首先要做一件事。

不是改變心態，不是肯定自己，也不是到能量景點旅遊，當然更不是購買開運商品。

**應該要做的事情是「讓身體變鬆軟」。**

深刻影響我們的運氣、開啟潛意識的存取點，不在大腦與心靈，而是身體。

潛意識是我們所有意識中，最深層的意識。我們是否能發揮能力，願望是否能達成，都與潛意識息息相關。潛意識可說是一種萬能的力量。

心靈與身體的狀態緊密相連，互相影響，這被稱為「身心相連」。詳細內容將在後面的章節闡述。

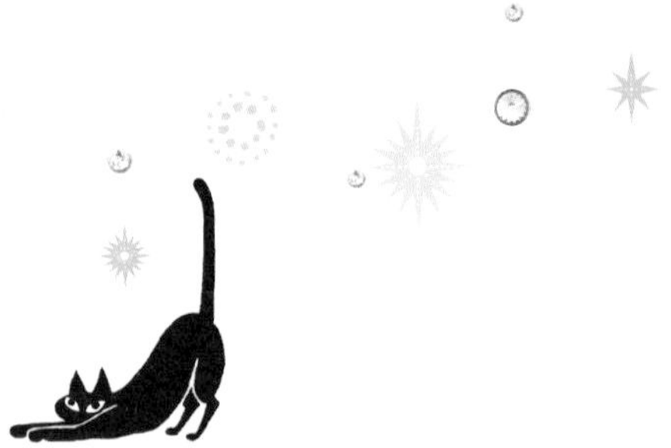

由於心靈與身體相互連結，身體的緊張等於心靈的緊張。有鑑於此，身體變鬆軟的話，心靈就會跟著放鬆，潛意識也比較容易運作。

**讓身體動一動，活用潛意識，就能輕鬆打開一直緊閉的幸運之門。**

令你驚呼連連的驚人奇蹟，也將陸續發生。

「開運瑜伽」是開啟那扇門的關鍵。

不過，本書傳授的瑜伽並非過去大家在坊間接觸到的肌力訓練，或健身房開設的瑜伽課程。

**開運瑜伽不需要身體鬆軟度，也沒有高難度的姿勢，動作相當簡單，沒有任何瑜伽經驗的人都能輕鬆嘗試。**

開運瑜伽起源於勝王瑜伽，勝王瑜伽是所有瑜伽的始祖，擁有五千年歷史。勝王瑜伽也是維持身心健康，蘊藏光輝人生的智慧，來自喜馬拉雅的傳統瑜伽。

正因為開運瑜伽有古老智慧的加持，**在我們將身體變鬆軟的過程中，可以在短時間內連結潛意識，創造出簡單又顯著的效果。**

# 融合腦科學的最強靈性體系：「開運瑜伽」

本書傳授的開運瑜伽，融合了擁有五千年歷史的勝王瑜伽，與最新的腦科學概念。

我以前是一名公司老闆，受到妻子皇村祐己子老師的影響而開始練瑜伽；她是瑜伽教練、阿卡西（akasha）解讀師。我逐漸進入瑜伽的世界並深受感召，好幾次遠赴印度，接受當地最直接的瑜伽指導，成為印度中央政府認證的瑜伽教練。

在此同時，我也數度前往喜馬拉雅地區，包括聖山岡仁波齊峰在內。我在超過五千公尺的高地冥想修行，累積無數的神聖體驗。

現在，我一邊教授瑜伽，一邊在醫科大學研究院**擔任醫學研究者，**

致力於解析瑜伽與大腦、自律神經之間的關係。

我現在傳授的瑜伽是以傳統瑜伽為基礎，加上身為醫學研究者所累積的腦科學見解研發而成，所有動作都很簡單，初學者很快就能上手。

不僅如此，我所有的學生都在短時間內發生驚人的變化，我已經親眼見證過好幾個學生獲得幸運體驗的轉變過程。

他們不只是遇到好事，或是發揮才華，受到肯定。他們的表情也變得開朗，身心變得健康，愈來愈年輕。原本一臉陰鬱地走進教室的學生，到最後都帶著燦爛的笑容回家。這樣的奇蹟，我已經看過許多次。

為什麼他們會在短時間內產生變化？這些轉變都與大腦有關。

大腦就像主宰人類身心的超級電腦，與控制身心機能的自律神經、荷爾蒙分泌，都有密不可分的關係。

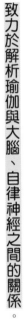

總是做不出什麼成績的人，處於極大壓力下，很可能導致大腦局部的「杏仁核」變大，長久下來，就會對壓力反應過度，不安和緊張的情

緒也會更強烈。詳細內容將在第二課中闡述。

不過，只要**實踐本書接下來與各位分享的開運瑜伽，讓身體變鬆軟，大腦的形狀就會逐漸產生變化**。如此一來，就能增加壓力的承受度，改變你對事物的看法，人生的選擇也會往好的方向轉變。

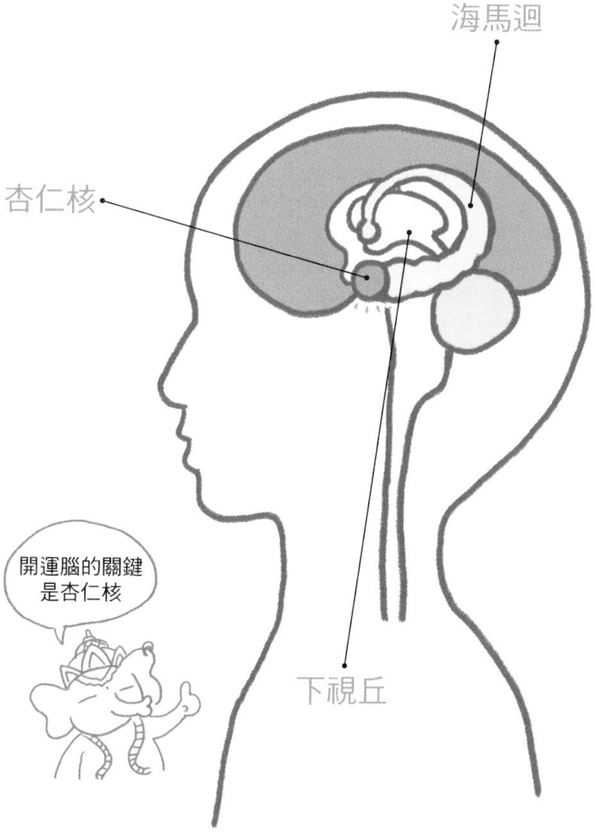

# 運用神所傳授的古印度智慧開運法！

接下來，我想先跟各位談談瑜伽的靈性面。

瑜伽不是單純的運動，**其目的是與神連結**。進一步來說，瑜伽的起源就是神的訊息。

瑜伽擁有五千年的悠久歷史，佛教的歷史約兩千五百年，基督教的歷史約兩千年，相較之下，瑜伽存在的時間相當長。

長久以來，瑜伽靠口耳相傳流傳下來。有些書會系統性地統整瑜伽實踐法，最古老的教科書是大約撰寫於兩千三百年前的《瑜伽經》，現在看到的內容完成於西元四至五世紀。

《瑜伽經》提出了瑜伽的八肢，也就是八個步驟。

八肢是包括勝王瑜伽在內，所有瑜伽流派都很重視的修行法。從第

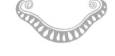

一步驟「夜摩」（Yamas，戒律）開始，到第八個步驟「三摩地」（Samadhi）結束。**三摩地是冥想的最終階段，也是瑜伽的終極目的：與神（宇宙）合二為一。**

所謂的神，並非虛無飄渺。

**其實「神」就是潛意識**。只要透過瑜伽或冥想連結潛意識，內心就能處於真正的祥和狀態，遇見「最棒的自己」。這就是與神連結，能讓你邁向幸福的道路。

回顧過去的歷史，可以追溯到瑜伽的源流，也就是眾多的吠陀經典。**吠陀是「啟示」的意思，忠實記錄了神的啟示，並流傳後世。**

數論是瑜伽的理論基礎，承襲吠陀的各種流派。數論認為**這個世界是由「空、地、火、風、水」等五大要素形成**，稱為「五大元素」（Panca Mahabhuta）。

這五大元素各有其特質，相互影響，並構成了這個包羅萬象的世界。

## 五大元素

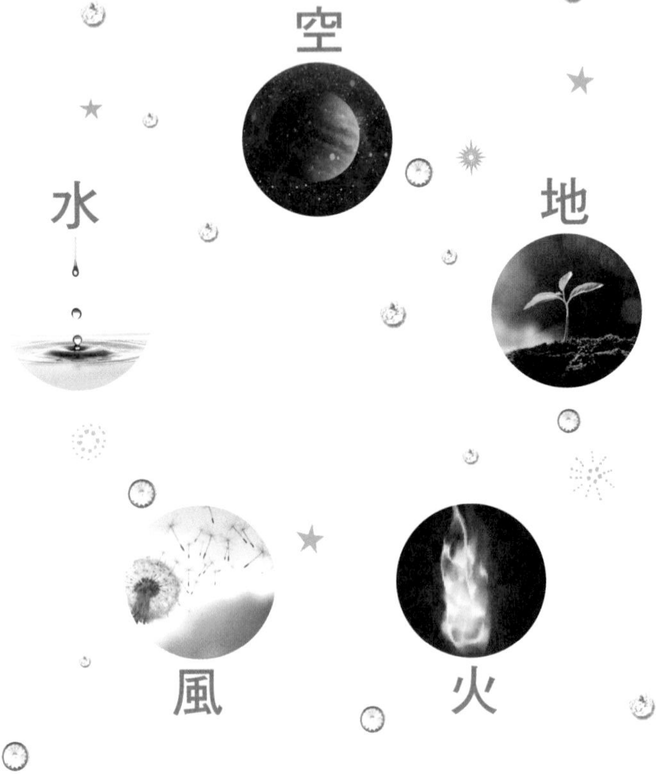

人類的心靈與身體也受到這五大元素的影響，其強度和比例決定了個人的氣質、體質、行動等特徵。

**開運瑜伽嚴選的每個動作，可以維持五大元素的平衡，相互調和所有要素，能活化能量，同時帶來深度的放鬆。**

相信各位已經理解，我要傳授的開運瑜伽，**不僅帶有古印度的靈性要素，更兼具腦科學實證，是一種有效的「開運方法」**。

如果你也想在未來的人生中擁有十足的好運氣，迎接開運人生，現在就開始輕鬆地動起來吧！

# 開運瑜伽　目次



## 序章



Lesson 1

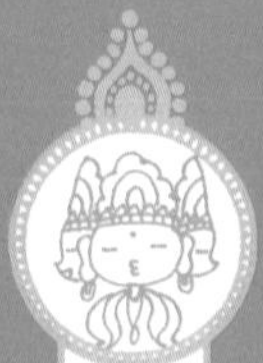

## 實踐！神教我的「開運瑜伽」

## Lesson 2

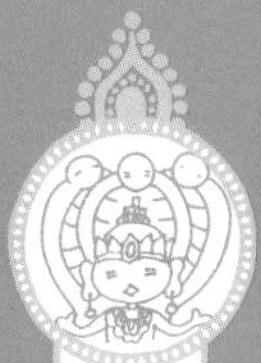

## 轉換成「開運腦」，讓人生大放異彩

Lesson 3

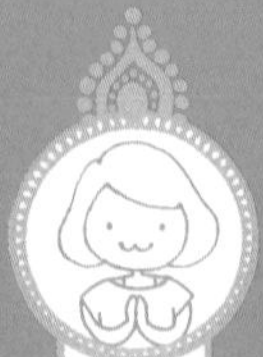

## 連結本我，連結神

## Lesson 4

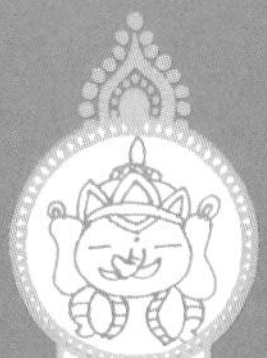

## 隨時隨地實踐開運習慣



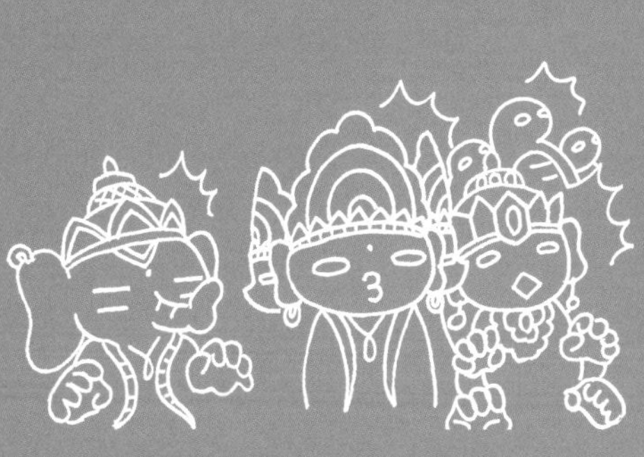

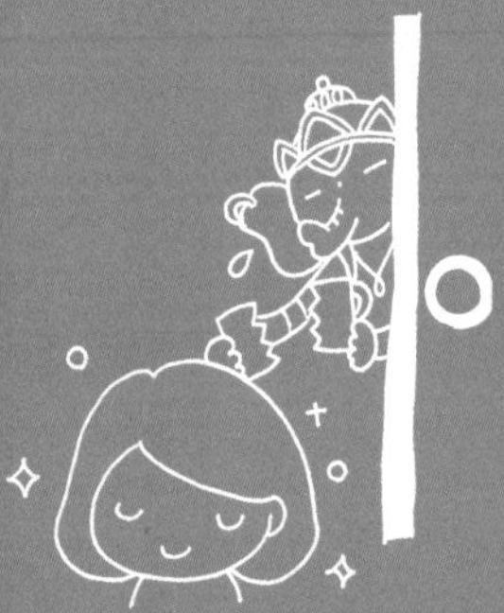


## 日方工作人員

書籍設計／插圖：和全（Studio Wazen）
DTP：朝日 Media International
內文攝影：金田邦男
模特兒：沖知子（BREATHTRANT 株式會社）
髮妝師：村田友佳（BREATHTRANT 株式會社）
編輯・企畫協力：江藤 Chifumi、上田溼（Otobank 株式會社）、COCOLOLO
編輯協力：PRESS 株式會社
編輯：金子尚美（Sunmark 出版）

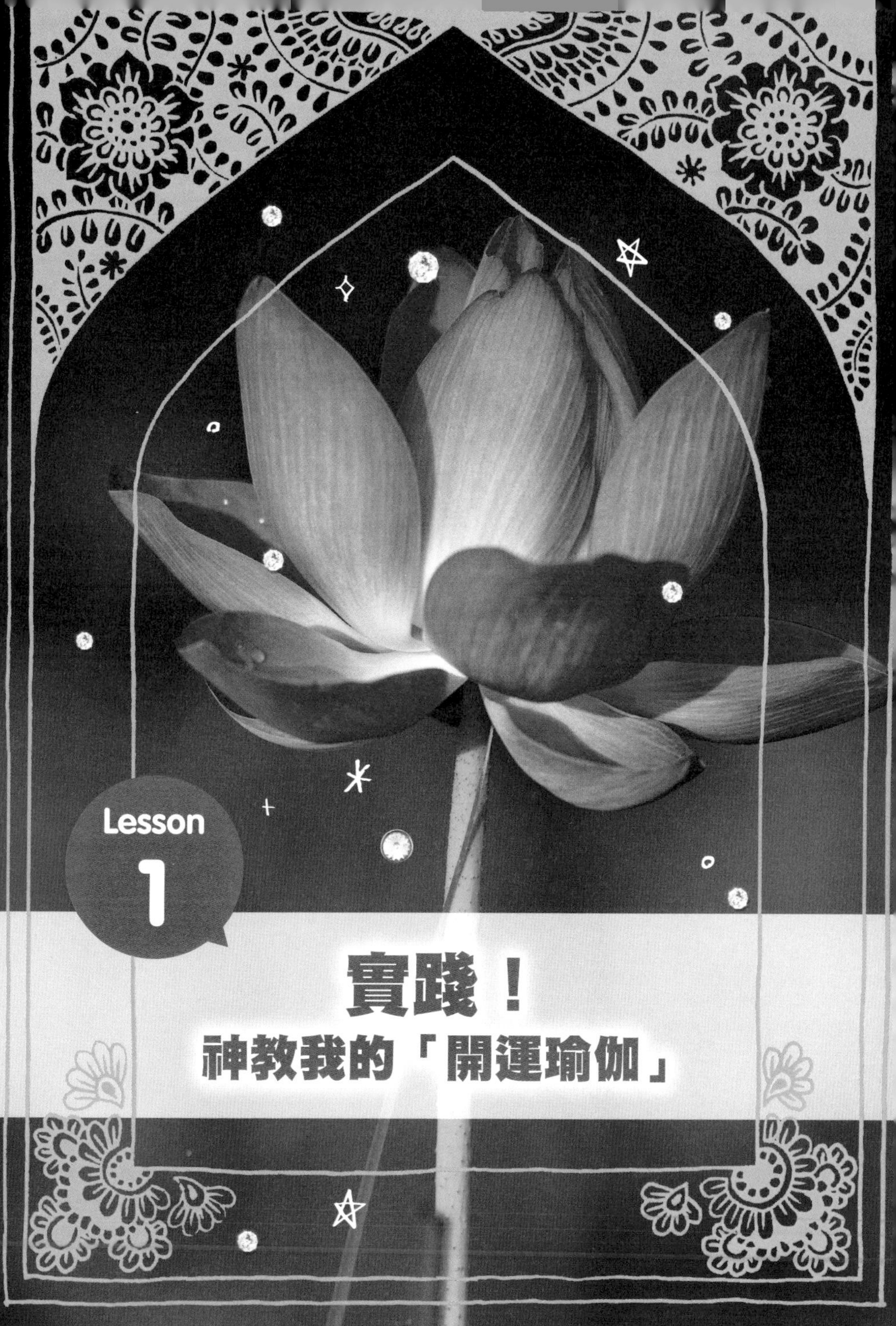

Lesson 1

# 實踐！

## 神教我的「開運瑜伽」

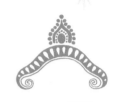

# 開運時，你的身體會有「哪些」變化？

具體而言，開運瑜伽是什麼樣的瑜伽呢？

首先，它有以下兩大特性。

**那就是「簡單、愉快」，以及「自動開運」。**

這兩大特性息息相關。正因為動作簡單，做起來愉快，才能自動開運。在進入主題之前，我想先談談遍布全身的自律神經運作機制，幫助各位理解開運瑜伽的好處。

**自律神經是二十四小時調節人類身心的神經，主掌全身機能。自律神經分成「交感神經」與「副交感神經」兩種。**當我們從事活動或是白天的時候，交感神經會十分活躍；當我們感到緊張或有壓力，交感神經就會活化，出現心跳加速、血壓上升等身體反應。

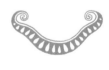

[ 副交感神經 ]

[ 交感神經 ]

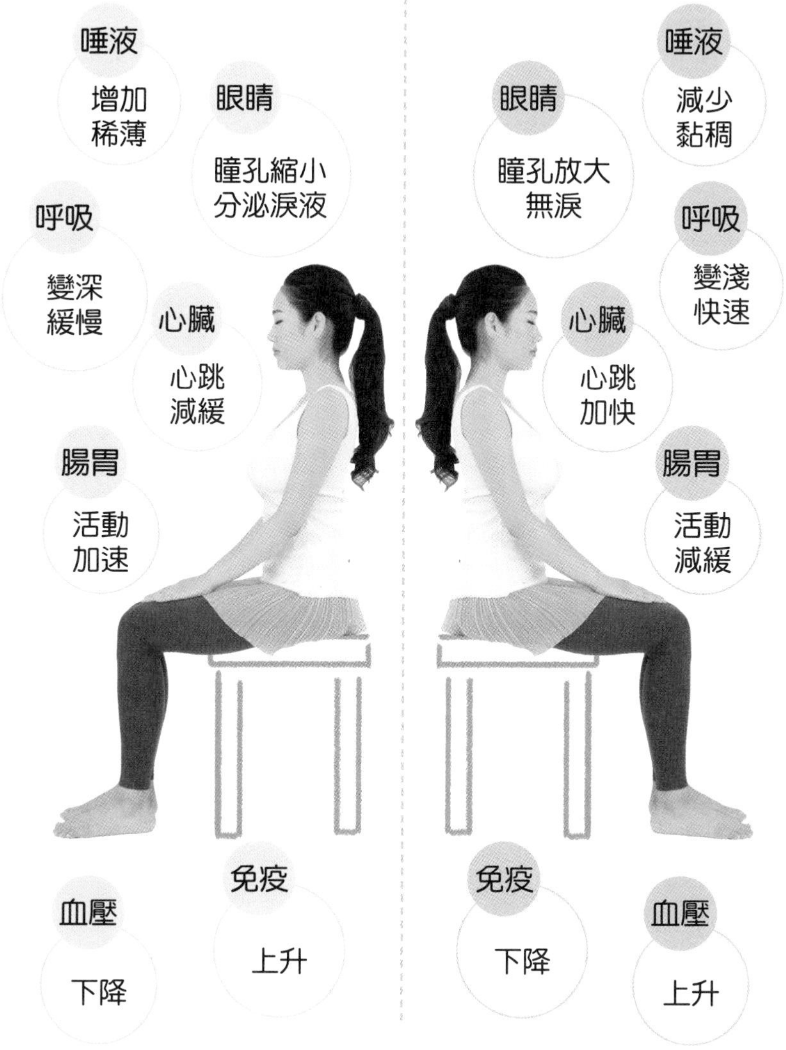

唾液
增加
稀薄
眼睛
瞳孔縮小
分泌淚液
呼吸
變深
緩慢
心臟
心跳
減緩
腸胃
活動
加速
血壓
下降
免疫
上升
唾液
減少
黏稠
眼睛
瞳孔放大
無淚
呼吸
變淺
快速
心臟
心跳
加快
腸胃
活動
減緩
免疫
下降
血壓
上升

另一方面，當我們感到放鬆或到了晚上時，副交感神經就會主導我們的身體。副交感神經活躍時，身體會出現血流加速、內臟運作順暢、消除疲勞等反應。平時受到壓力影響而感到疲憊的心靈與身體，可藉由副交感神經的作用，獲得充分的休息，維持我們身心的健康。

**實際上，副交感神經是開運的重要關鍵。**

原因很簡單，當副交感神經活躍，**身心都感到放鬆時，我們可以直接進入潛意識**。

遺憾的是，我們生活在現代社會中，經常處於緊張的狀態，壓力也如影隨形。

在此情況下，交感神經過度運作，抑制了消化器官的作用，血管和肌肉也持續收縮，引發胃痛、頭痛、肩膀痠痛等各種不適症狀。

不僅如此，還會讓我們感到焦慮、不安、恐懼與憤怒等情緒，種下煩惱和憂心的種子。

**不過，只要進行開運瑜伽，就能維持正常的身體狀況，活化副交感**

**神經。**如此一來，就可以放鬆緊繃的身心，獲得療癒，也能讓我們愈來愈健康。

更棒的是，我們可以**更輕鬆地進入潛意識，一步步引發良性循環**。此外，我們的第六感也會變得更敏銳，經常神來一筆，進一步發揮自己的能力。

開運瑜伽無須冥想好幾個小時，無須挑戰高難度的姿勢，只要做一些簡單的動作並維持呼吸，就能放鬆身心，讓你的人生產生各種轉變。

開運瑜伽就是如此令人開心的瑜伽。接下來介紹因為開運瑜伽而改變人生的實際案例。

# 瑜伽而改變人生！

## 我心中的願望一一實現

SH 女士（五十多歲女性／大型企業管理職）

接觸皇老師的瑜伽課之後，最大的收穫就是每天身心都很健康，心情愉快，感到滿滿的幸福。練瑜伽愈久，愈覺得內心祥和，可以從客觀的角度察覺到「自己的特質」，更加愛護自己。

我的身體狀況變好了，以前只要季節變換就會發作的濕疹，現在已經完全消失。以前我的身體很僵硬，必須靠按摩才能放鬆，如今連肩頸痠痛的症狀都改善了，也不再感冒。長期困擾我的婦科疾病舒緩了，**各種不適症狀愈來愈輕微**。我每天都感到神清氣爽，早上也會固定練習瑜伽體位、從事冥想，調整身心狀態後，展開全新的一天。

我深刻感受到只要身心處於健康狀態，自然能將我們的人生帶往更好的方向，也能吸引美好的事物。**我心中的願望一一實現**，猛然間才發現我現在的境遇跟一年前截然不同。一年前的我剛離婚，練瑜伽後逐漸放下執念，以客觀的角度看待自己，讓我感到愈來愈輕鬆。自此以後，我有許多邂逅，還跟一位處境與我類似的**優秀男性共結良緣**。

我的另一半也有許多體會，實現了許多計畫，如今我們正準備在新天地中共同創造新的人生。

# 許多人都因為開運

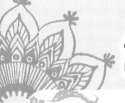

## 青龍進入我的身體，成為我的守護神

M女士（女性／治療師）

我從二月開始上皇老師的瑜伽課，三個月後，我在課堂上遇到了不可思議的奇蹟。那一天從談論身心開始，上完瑜伽課後，進入冥想時間。

當天的冥想主題是「與神連結」，我在皇老師的指引下進入冥想。就在此時，我感受到不可思議的奇蹟！

冥想期間，我突然聽見一陣雷鳴，**說時遲那時快，一條青龍現身，迅速進入我的體內沉睡**。由於事出突然，我感到很震驚，但這件事並沒有讓我感到不舒服，反而覺得很自然，我就在這樣的狀態中從冥想醒來。

如今那條青龍還在我的身體裡，每當我必須做決定或不知如何是好時，那條青龍就會鼓勵我去做，成為我最堅強的後盾。我可以感受到青龍一直在守護我。若沒有報名皇老師的瑜伽教室，我也不會遇到如此神妙的奇蹟。謝謝皇老師。

## 比夢想更美好的現實就在眼前！

**中園幸代女士（四十多歲女性／美麗心靈總監）**

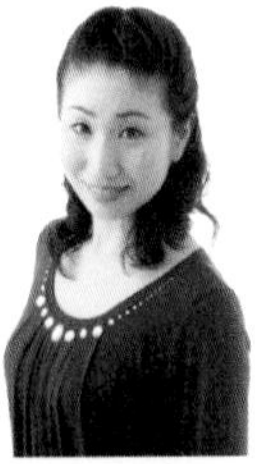

我長年從事美容工作，從以前就很清楚潛意識的重要性。即使外表變美了，若客戶仍覺得自己不夠好，遲早也會打回原形。此外，那些能夠打破先入為主的觀念，設定全新目標的客戶，總是能以驚人的速度轉變。我一直在尋找更簡單的進入自己潛意識的方式，就在此時，我接觸到皇老師的瑜伽課。實際體驗之後，深刻感受到效果。開運瑜伽沒有複雜的動作，比想像中還簡單。可是它的效果卻很顯著，**不僅做起來很舒服，還能有效改寫潛意識**。

我練開運瑜伽已經兩年，過去我不斷尋找自己的道路，如今我的夢想更快速地實現了。我認識許多新朋友，也確立了自己未來的方向。不僅如此，因生意轉型帶來的心靈疲勞和壓力，也透過瑜伽徹底舒緩，讓我平靜地克服難關。老實說，**兩年前藏在我內心的夢想，如今不只完全實現，還創下了超乎預期的成果**。我現在正在建構一個全新的企畫。

讓身體變鬆軟，改寫自己的潛意識，重拾與生俱來的美麗！我盡了自己的使命，未來我會繼續奉獻自己的力量，表達對於皇老師的感謝之情。

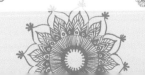

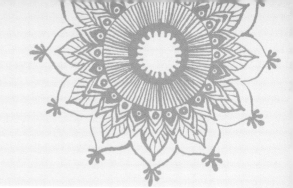

## 乍看之下的時運不濟，也能以正向思考看待

中園朋之先生（四十多歲男性／演員）

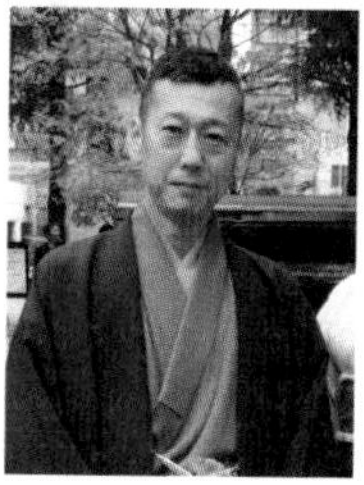

一開始，我是在妻子的介紹下，接觸皇老師的瑜伽課。跟在皇老師身邊學習瑜伽之後，我開始有機會與嚮往已久的夥伴一起工作，意想不到的臨時收入也增加，我的身邊發生了許多好事。不過，對我來說，最大的收穫是得到高深的智慧。即使遇到不好的事情，我也能立刻以正面思考看待此事，靜靜等待自己的時機到來。

放鬆身體，想起實現願望時的感受，讓我的內心充滿幸福感。對於每天發生的好事心懷感謝，也讓我度過快樂的人生。

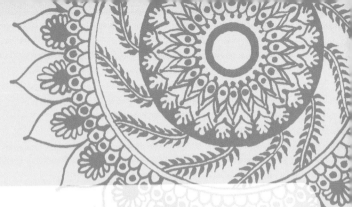

# 兒子的夢想很快就實現了

HK 女士（五十多歲女性／家庭主婦）

一年前，我最大的煩惱是我的兒子。他辭去了好不容易得到的工作，不知道未來要做什麼，每天惶惶不安。
兒子從國中就是足球選手，一直說將來要成為足球隊教練。雖然我很希望他能實現夢想，但他畢竟不是明星球員，不只是我，連我兒子也不知道該如何實現自己的夢想。
為了讓憂慮的心靈平靜下來，我開始練瑜伽。在教室上完課後，每天晚上也會在家裡練瑜伽。沒想到**短短不到一週的時間，奇蹟發生了。兒子遇到一位贊助商，願意支持他成立足球隊**。他原本的計畫是「一年後成立球隊」，但順利克服了各種條件，一個月後便如願成立足球隊。如今一共招募了五十名少年球員，包括小學生和國中生，我兒子每天埋首於足球訓練之中。
每次看到身邊圍繞著一堆少年足球員的兒子，我就很慶幸自己加入了皇老師的瑜伽課。我的心原本處於緊繃狀態，在不知不覺間已經完全放鬆，我衷心感謝皇老師。

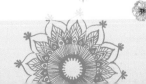

## 身體變鬆軟讓我獲得「人生至寶」

TS 女士（四十多歲女性／經營者）

年輕時我學過各種才藝，考取許多證照，抱持著「一定要做到」的心態，將自己逼到極限，到最後感覺麻痺了，竟然連壓力也感受不到。正當我陷入惡性生活的泥淖之中時，認識了皇老師，開始學瑜伽。

剛上課的時候，我的身體很僵硬，讓我察覺到自己的生活過於緊繃。隨著時間過去，我的身心愈來愈放鬆，真的很神奇。就在我的身體變鬆軟之後，**我先生的事業從谷底翻身，原本罹患的重大疾病也戲劇性地痊癒，困擾我許久的人際關係也豁然開朗，我的運氣就此打開，好到連自己都不敢置信。**

我經營的公司，業績蒸蒸日上，我的人生發生了各種大大小小的好運。如今的我，無論是心靈或身體都變得豐富充實。只要讓身心變鬆軟，就能輕鬆擁有健康，所有夢想都會在不知不覺間實現。

事實上，世間萬物的道理原本就很簡單，本來就該順利運行，卻因為「嫌東嫌西」的心態困住了自己。這是我從事開運瑜伽之後最大的體會。**從瑜伽中獲得的學習和體驗，比財富更珍貴，是我的人生至寶。**千萬不要忘記，愛與感謝都是無條件的。不只是自己，也希望身邊的人都能獲得幸福。我可以堅定地告訴各位，開運其實就是這麼簡單。

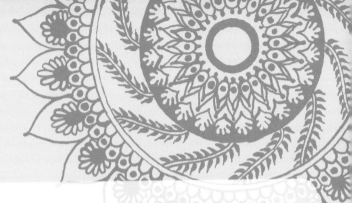

## 「年屆五十」的我早已不期待走入婚姻，男友竟然向我求婚！

YH 女士（五十二歲女性／瑜伽教練）

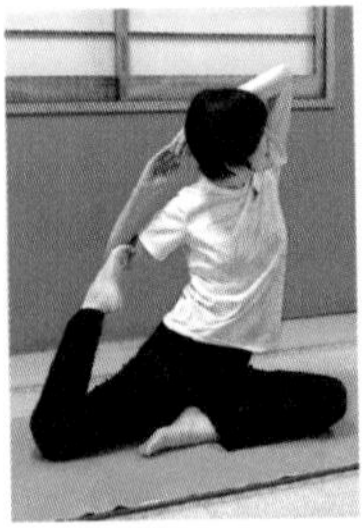

我從二十六年前就開始接觸印度傳統瑜伽，到現在一直維持練瑜伽的習慣。自從接觸皇老師的瑜伽課之後，過去學到的瑜伽哲學從「困難」轉變為「有趣」，改變觀點後，讓我更深入了解瑜伽。

當初，我對於開運和吸引力等觀念抱持著半信半疑的態度，但在實踐一年之後，我發生了意想不到的奇蹟。**事實上我已經年屆五十，根本沒有結婚的打算，沒想到我的男友竟然向我求婚，這是最大的奇蹟！**我真的很慶幸自己能遇到皇老師，衷心感謝皇老師。

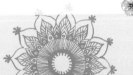

# 短短一年，內臟脂肪減少七成！

SY 女士（三十多歲女性／電腦軟體公司員工）

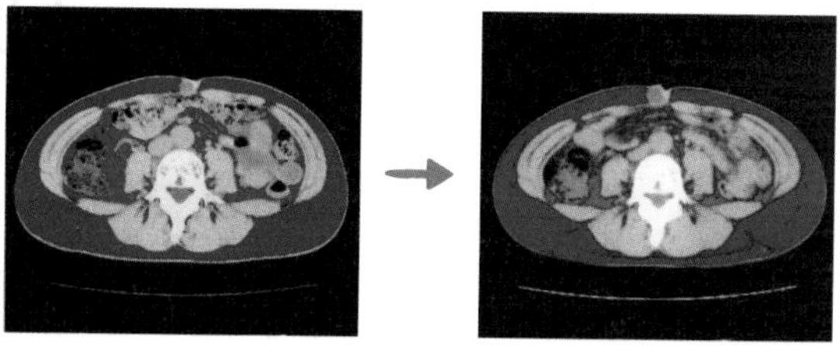

最近五年的例行健康檢查都會拍攝內臟脂肪的電腦斷層，2016 年三月的健檢結果，我的內臟脂肪高達 51.6cm$^2$；一年後，2017 年三月的檢查報告顯示，我的內臟脂肪銳減至 14.0cm$^2$（※ 照片中的紅色部分就是內臟脂肪）！
驚人的是，我的內臟脂肪在一年內減少了 73%，亦即七成以上！但過去這一年我沒有控制飲食，也沒有增加運動量。而且從去年九月到十二月底，我因為嚴重腰痛而無法運動，只能過著放任自己發胖的生活，所以這樣的結果讓我相當驚訝（如今腰痛已經痊癒）。若說這一年有什麼改變，那就是開始跟著皇老師學瑜伽，因此我可以肯定這絕對是瑜伽帶來的健康功效。

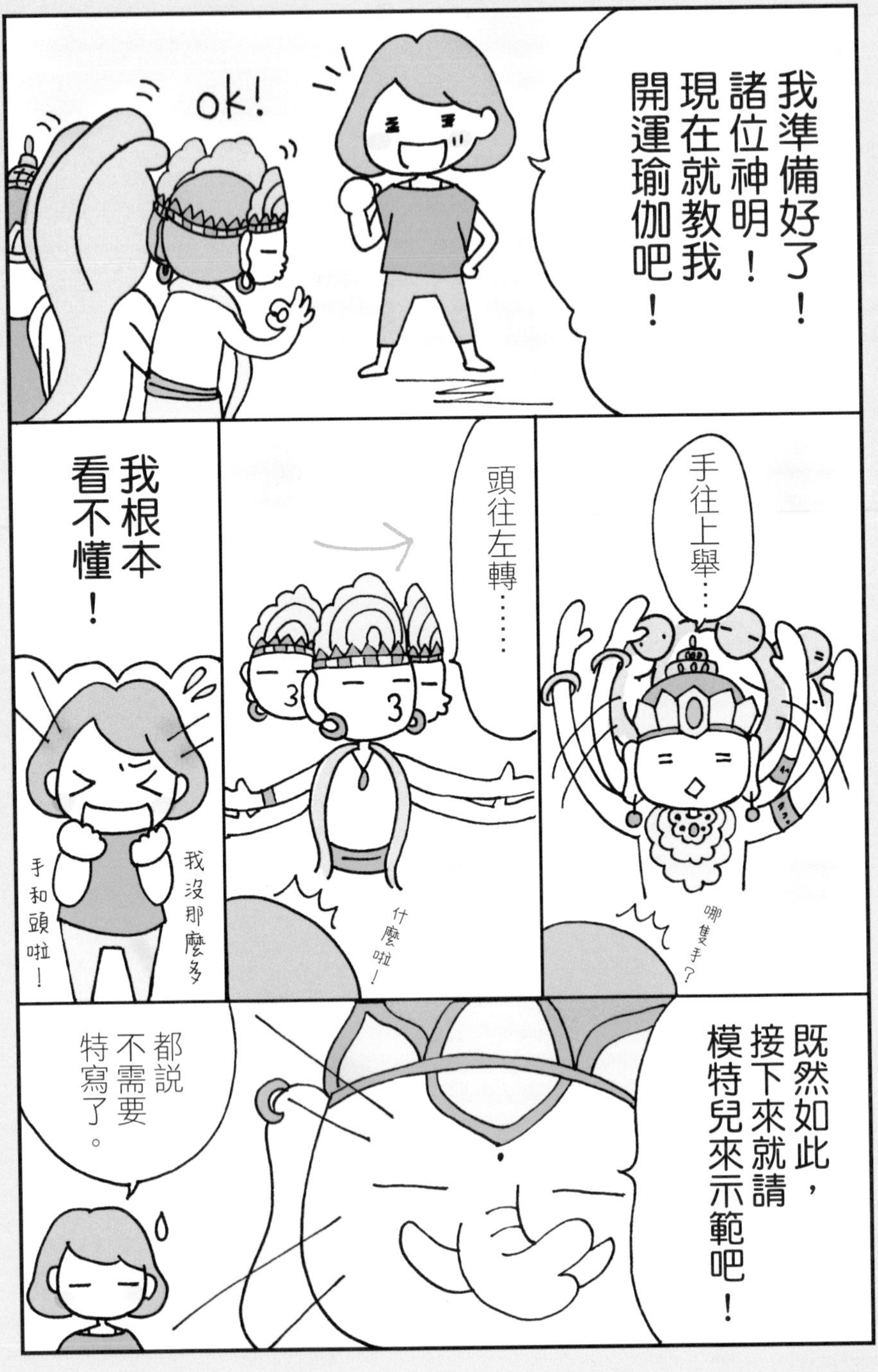
我準備好了！
諸位神明！
現在就教我
開運瑜伽吧！
ok!
手往上舉⋯⋯
哪隻手？
頭往左轉⋯⋯
什麼啦！
我根本
看不懂！
我沒那麼多
手和頭啦！
既然如此，
接下來就請
模特兒來示範吧！
都說
不需要
特寫了。

# 進行開運瑜伽前的準備

| | |
|---|---|
| 服　裝 | 服裝不拘，穿著寬鬆、方便活動的衣服即可。 |
| 場　所 | 選擇足夠讓自己躺下來的空間。可以在瑜伽墊或浴巾上做，以避免疼痛；也可以在榻榻米或棉被上做。 |
| 呼吸重點 | 以鼻子呼吸，「吐氣、吸氣」為一次完整的呼吸。 |
| 其　他 | 習慣所有動作後，請閉上眼睛，專注於身體內側。無須刻意用力，所有動作緩慢進行即可。 |

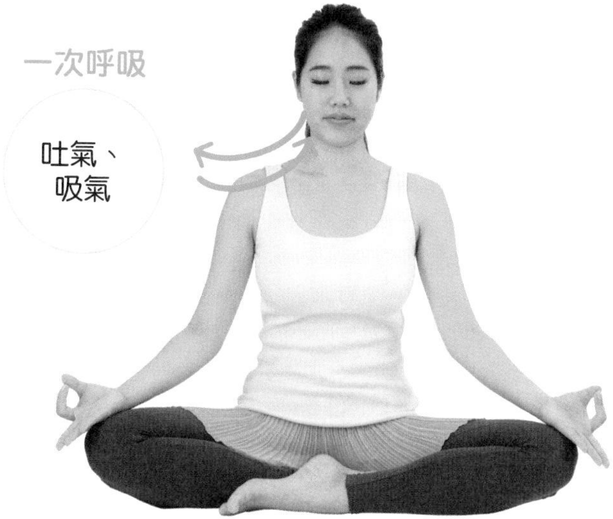

連結宇宙

# 空的姿勢

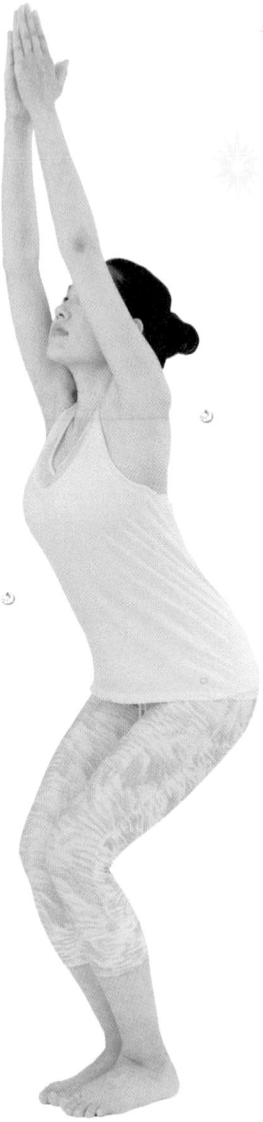

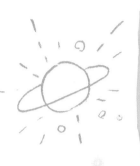

快速做
5 次呼吸

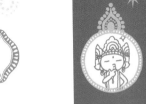

「空」指的是阿卡西紀錄的梵語：akasha，也就是充滿能量與資訊的空間。可以說是宇宙空間。

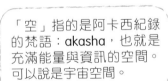

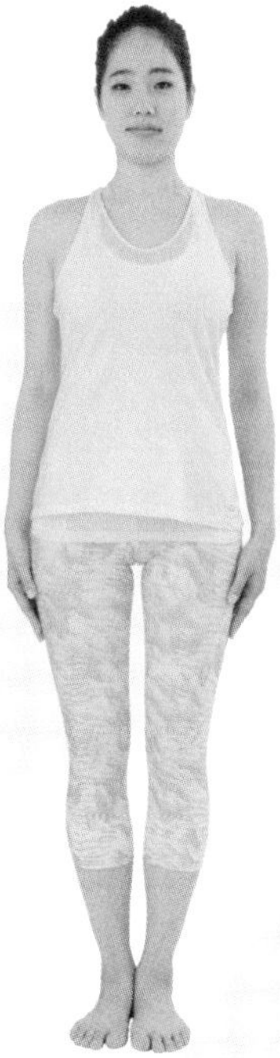

## 1

## 雙腳併攏站立

採取立正姿勢，雙腳併攏站立，雙手手掌平貼於身體兩側。

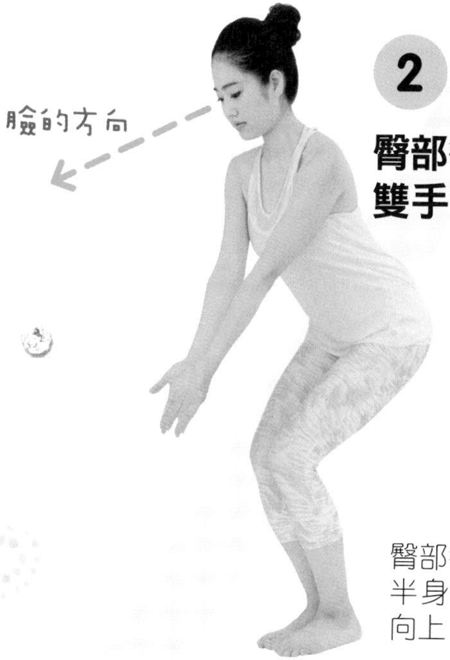


## 2

## 臀部往後，膝蓋彎曲，雙手放在前方

臀部往後拉，膝蓋彎曲，上半身前傾 45 度，雙手手掌向上，併攏於身體前方。

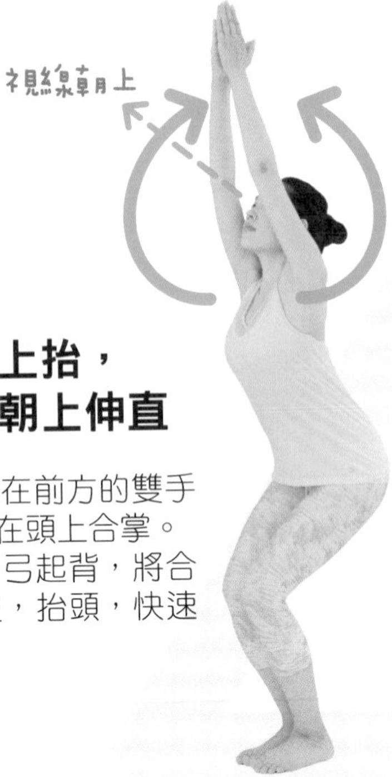

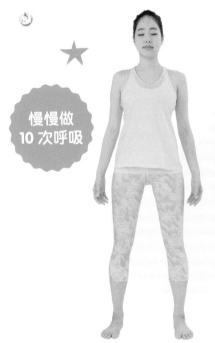

## 3

## 雙手從兩旁往上抬，於頭上合掌，朝上伸直

身體保持直立，放在前方的雙手從兩旁往上抬起，在頭上合掌。下半身固定不動，弓起背，將合掌的雙手朝上伸直，抬頭，快速呼吸 5 次。

**Check!**

**手臂不方便抬起的人只要做到這個姿勢即可**

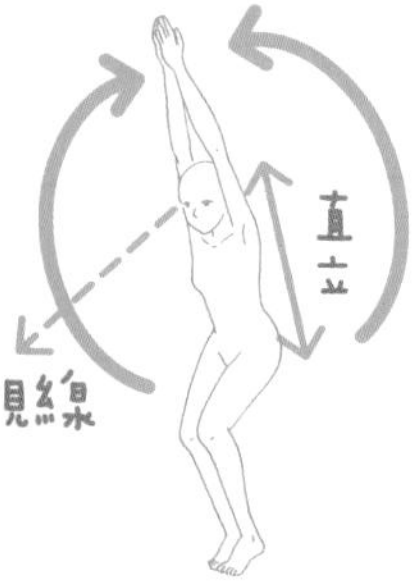


從頭部到身體保持直立，雙手高舉過頭（如果做得到就合掌），呼吸 5 次。

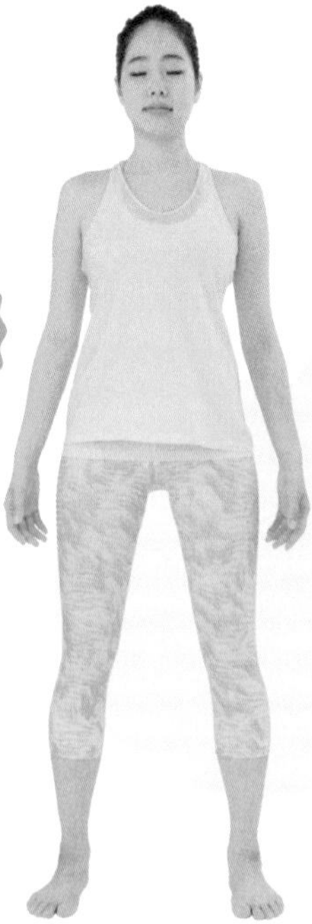

**慢慢做 10 次呼吸**

## 4

## 採取立位的放鬆姿勢

吐出第 5 次呼吸的氣息後，吸氣放下雙手，吐氣站直，做出立位的放鬆姿勢。

開運瑜伽
Step2

現實化的能量

# 地的姿勢

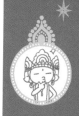

快速做
5 次呼吸

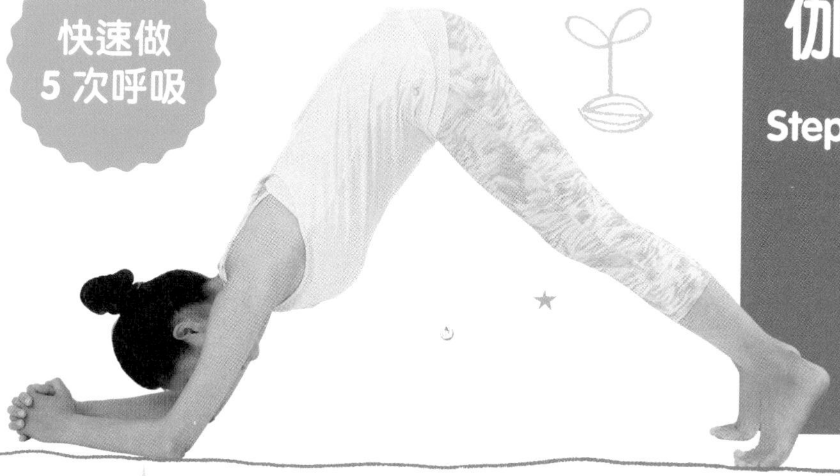

「地」讓這個世界上的所有事物增添固體的性質。也就是創造出重量、堅固的實體。

## 1

### 雙膝、雙手貼地，雙手交握

採取跪姿，膝蓋著地，身體前傾，
手肘貼地，雙手交握。

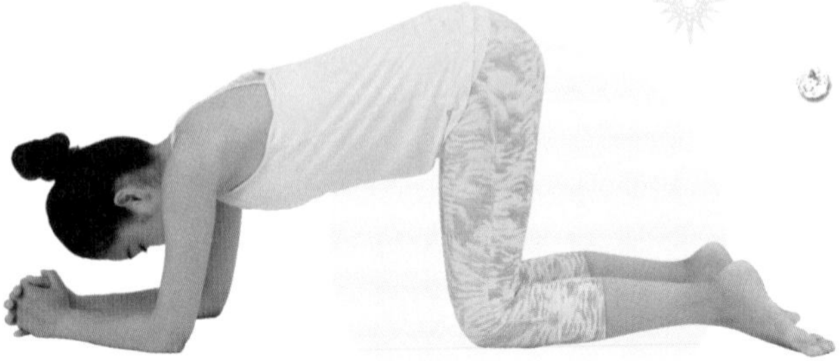

## 2

### 踮起腳尖，伸直膝蓋

踮起腳尖，抬起臀部，伸直膝蓋。
維持此姿勢，快速呼吸 5 次。

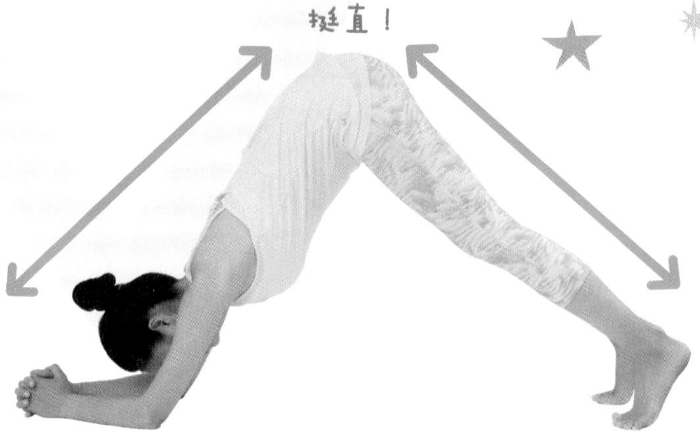

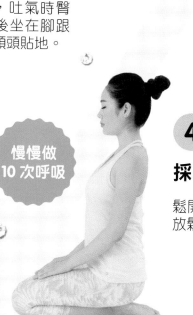

## 3

## 臀部往後，坐在腳跟上，額頭貼地

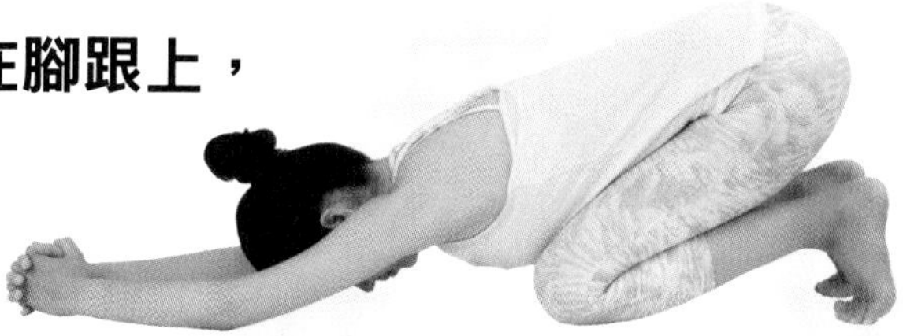

吐出第 5 次呼吸的氣息後，雙手維持交握的姿勢吸氣，吐氣時臀部往後坐在腳跟上，額頭貼地。

慢慢做
10 次呼吸

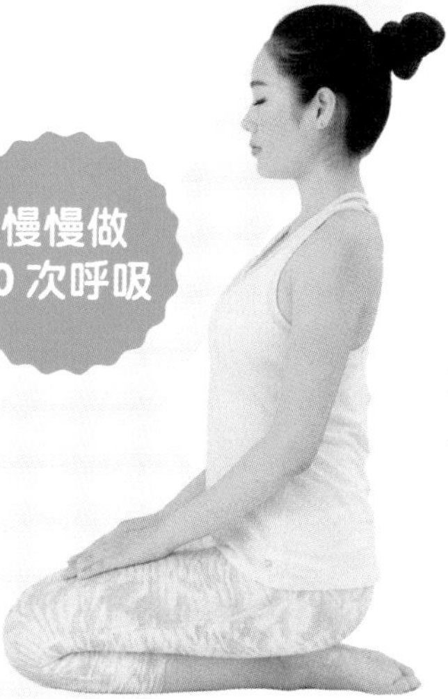

## 4

## 採取跪坐的放鬆姿勢

鬆開雙手，擺出跪坐的放鬆姿勢。

促進改變

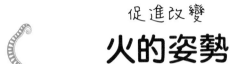

# 火的姿勢

快速做
5 次呼吸

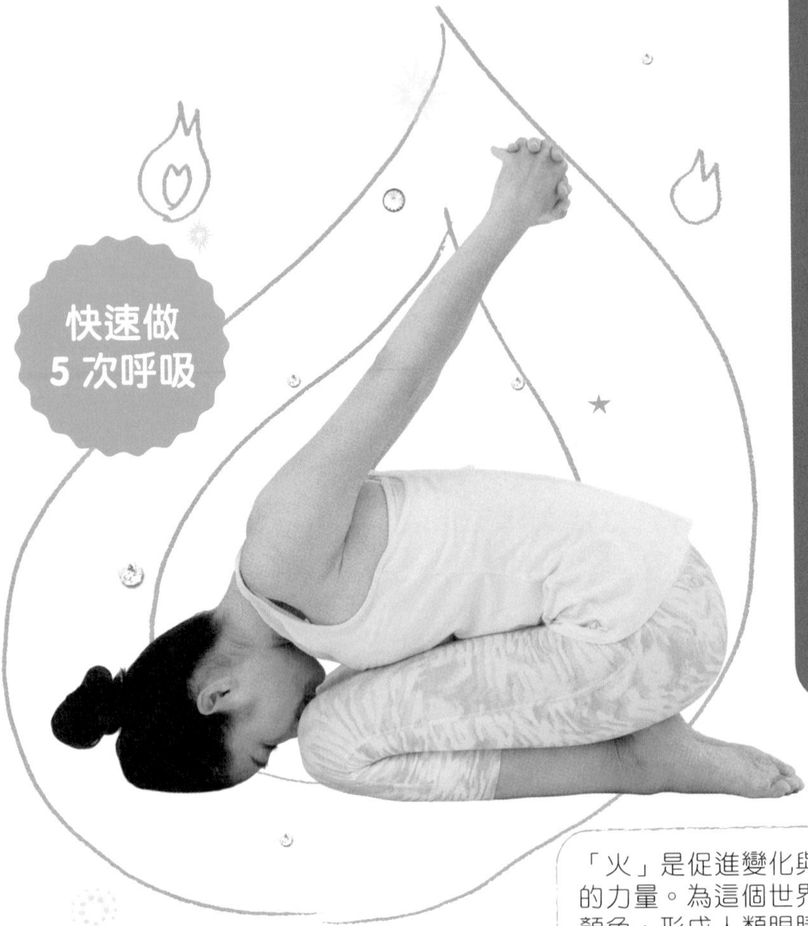

「火」是促進變化與變形的力量。為這個世界增添顏色，形成人類眼睛看得見的事物。

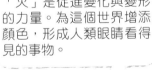

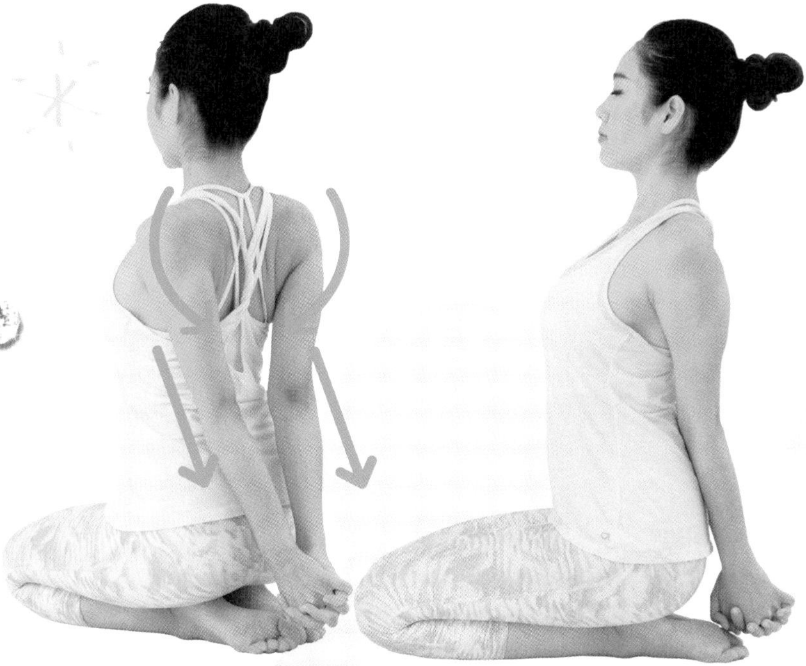

1

## 雙手放至身後交握，手臂收緊

維持跪坐姿勢，雙手繞至身後交握，手臂伸直收緊。此時肩胛骨也要向脊椎靠攏。

## 2

## 上半身前傾，額頭貼地，雙手交握往上抬

雙手交握，上半身往前傾，額頭貼地，雙手交握往上抬。維持此姿勢，快速呼吸 5 次。

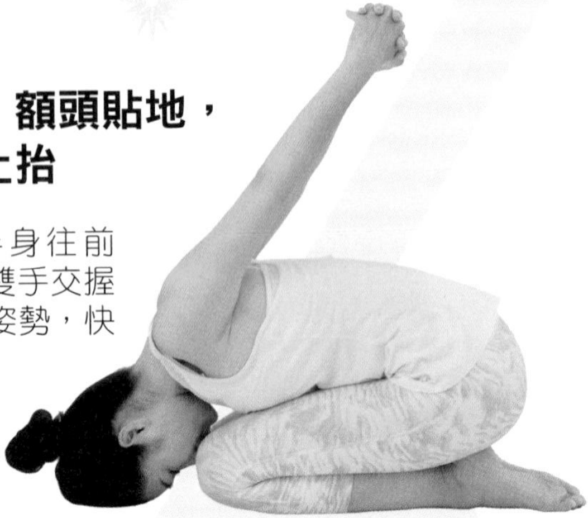

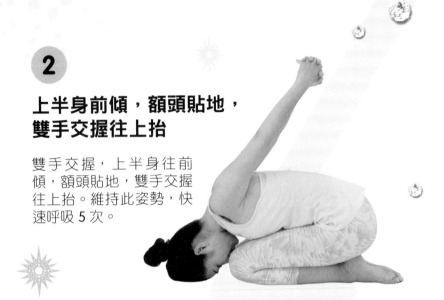

**慢慢做 10 次呼吸**

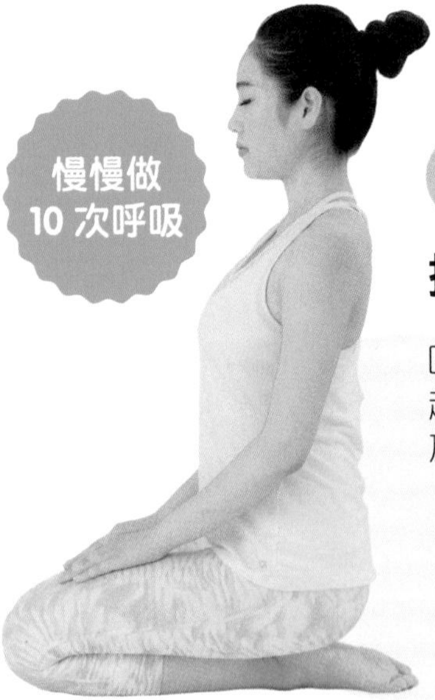

## 3

## 採取跪坐的放鬆姿勢

吐出第 5 次呼吸的氣息後，吸氣抬起上半身，鬆開交握的雙手，雙手放在膝蓋上，擺出跪坐的放鬆姿勢。

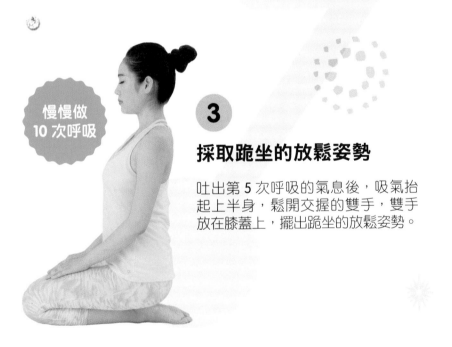

開運瑜伽

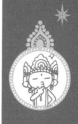

Step4

加速成長

# 風的姿勢

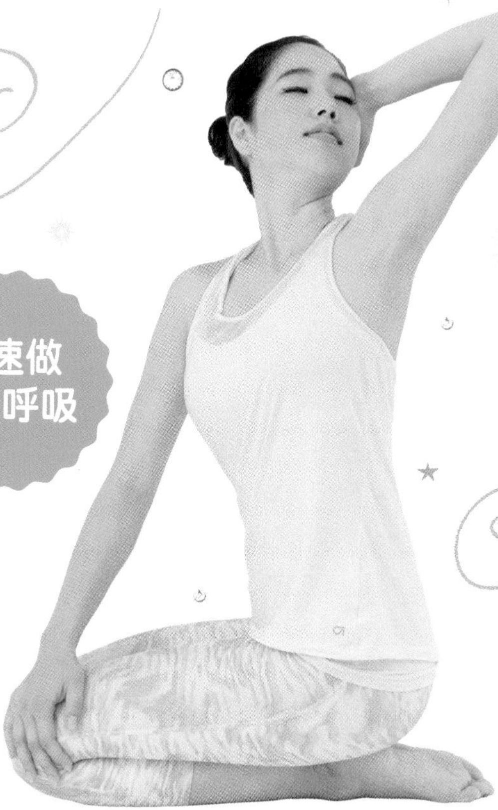

快速做
5 次呼吸

「風」是促進物體活動與成長的透明力量，可分散運送能量與資訊。

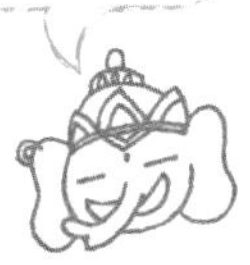

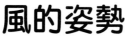

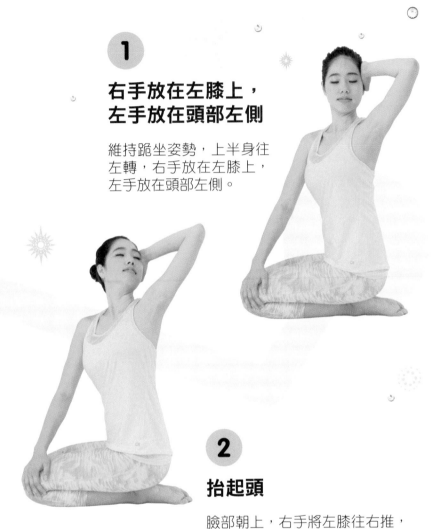

## 1

## 右手放在左膝上，左手放在頭部左側

維持跪坐姿勢，上半身往左轉，右手放在左膝上，左手放在頭部左側。

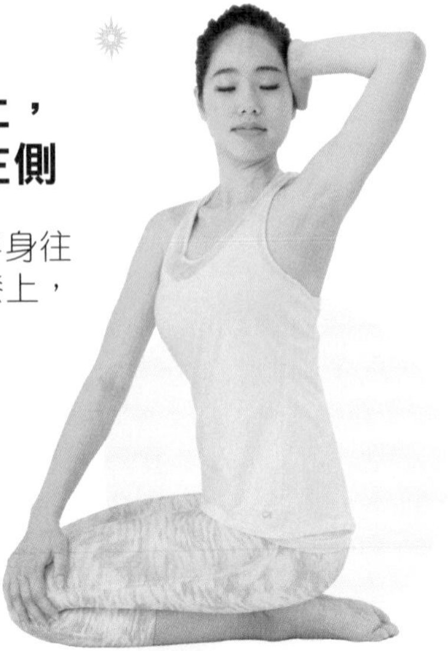

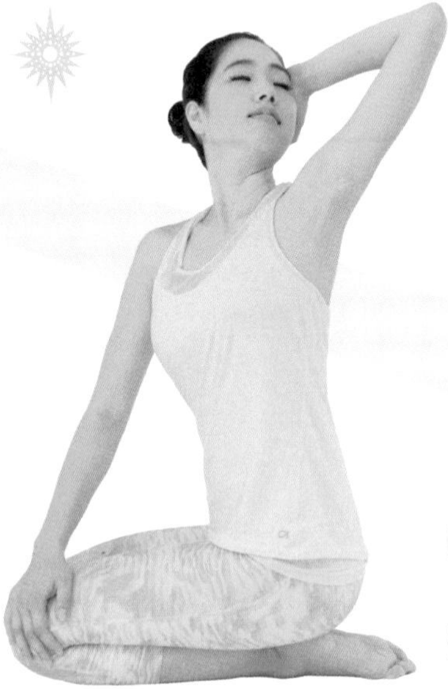

## 2

## 抬起頭

臉部朝上，右手將左膝往右推，左手按住頭部。維持此姿勢，快速呼吸 5 次。

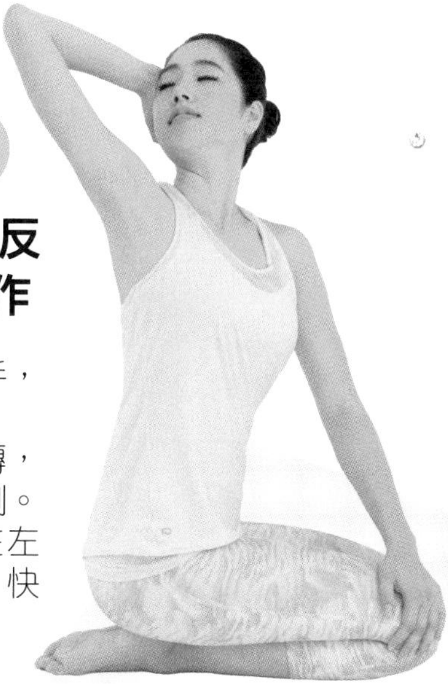

## 3

## 鬆開雙手，身體朝前方，反方向重複 1 和 2 的相同動作

吐出第 5 次呼吸的氣息後，吸氣放手，吐氣時雙手放在膝蓋上。
反方向重複相同動作。上半身往右轉，左手放在右膝上，右手放在頭部右側。抬起頭，臉部朝上。左手將右膝往左推，右手按住頭部。維持此姿勢，快速呼吸 5 次。

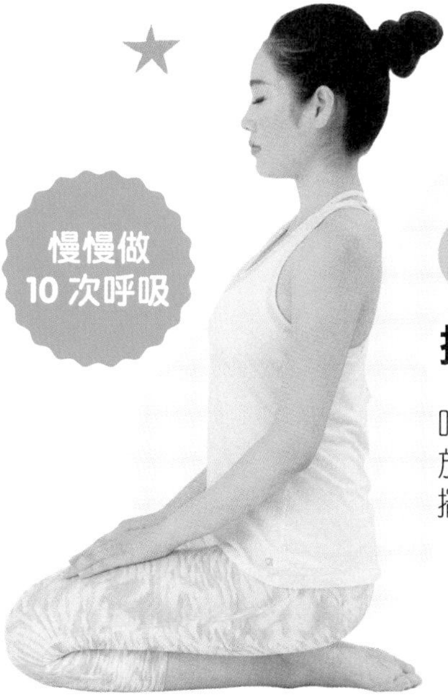

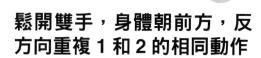

慢慢做
10 次呼吸

## 4

## 採取跪坐的放鬆姿勢

吐出第 5 次呼吸的氣息後，吸氣放手，吐氣時雙手放在膝蓋上，擺出跪坐的放鬆姿勢。

回歸生命根源

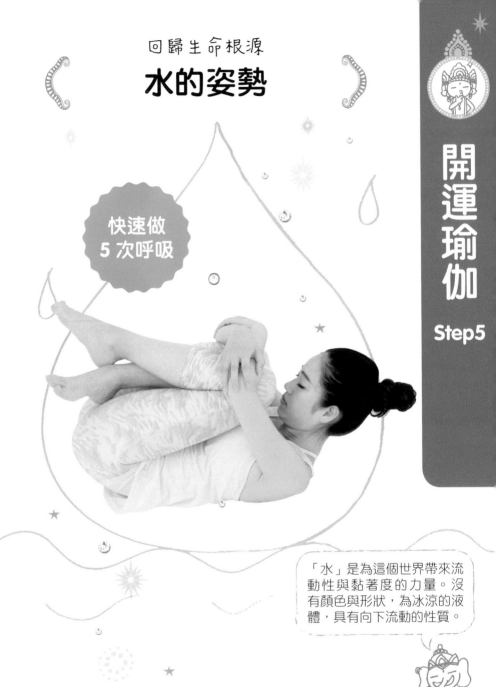

# 水的姿勢

**快速做
5 次呼吸**

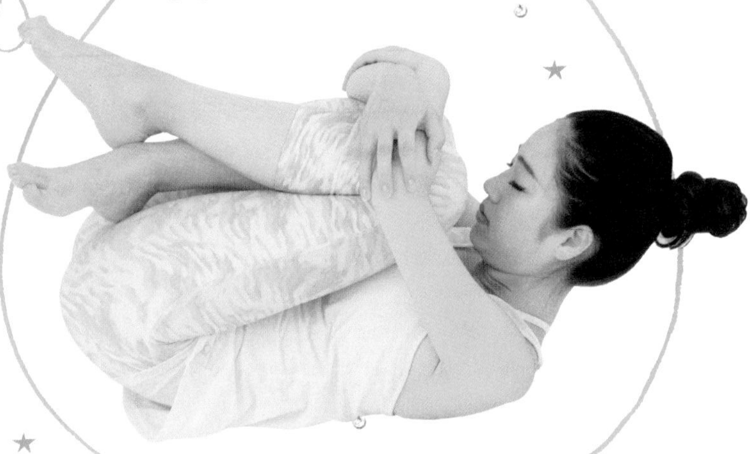

「水」是為這個世界帶來流動性與黏著度的力量。沒有顏色與形狀，為冰涼的液體，具有向下流動的性質。

## 1

## 仰躺在地，採立正姿勢

仰躺在地，雙腳併攏，
手掌貼在身體兩側。

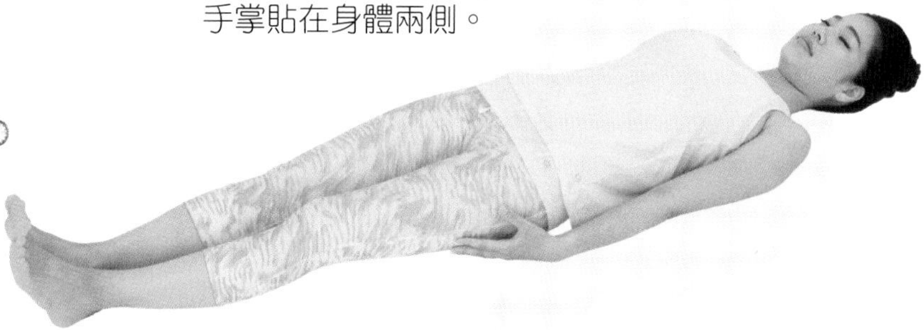

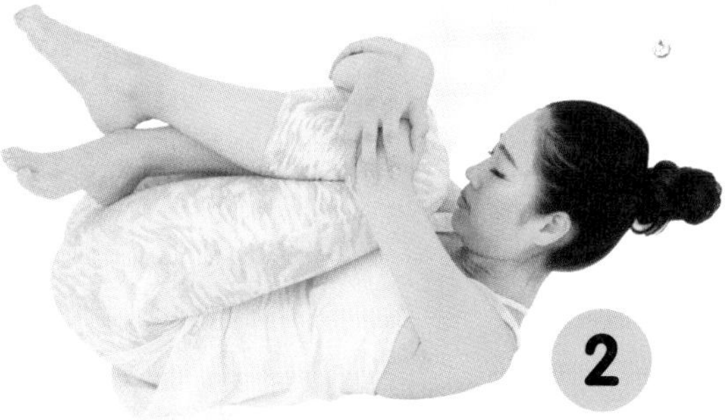

## 2

## 雙腳交叉，雙手抱住膝蓋

雙腳交叉靠近胸口，雙手抱住膝蓋，
抬起頭。維持此姿勢，快速呼吸 5 次。

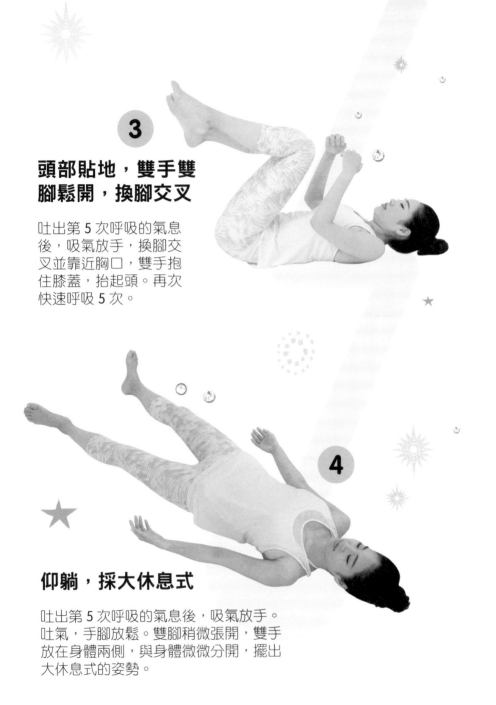

## 3 頭部貼地，雙手雙腳鬆開，換腳交叉

吐出第 5 次呼吸的氣息後，吸氣放手，換腳交叉並靠近胸口，雙手抱住膝蓋，抬起頭。再次快速呼吸 5 次。

## 4 仰躺，採大休息式

吐出第 5 次呼吸的氣息後，吸氣放手。吐氣，手腳放鬆。雙腳稍微張開，雙手放在身體兩側，與身體微微分開，擺出大休息式的姿勢。

利用空、地、火、風、水等主掌世界的
五大元素瑜伽姿勢，打開潛意識！
與神連結！ 開運！

# 總結 開運瑜伽的五大步驟

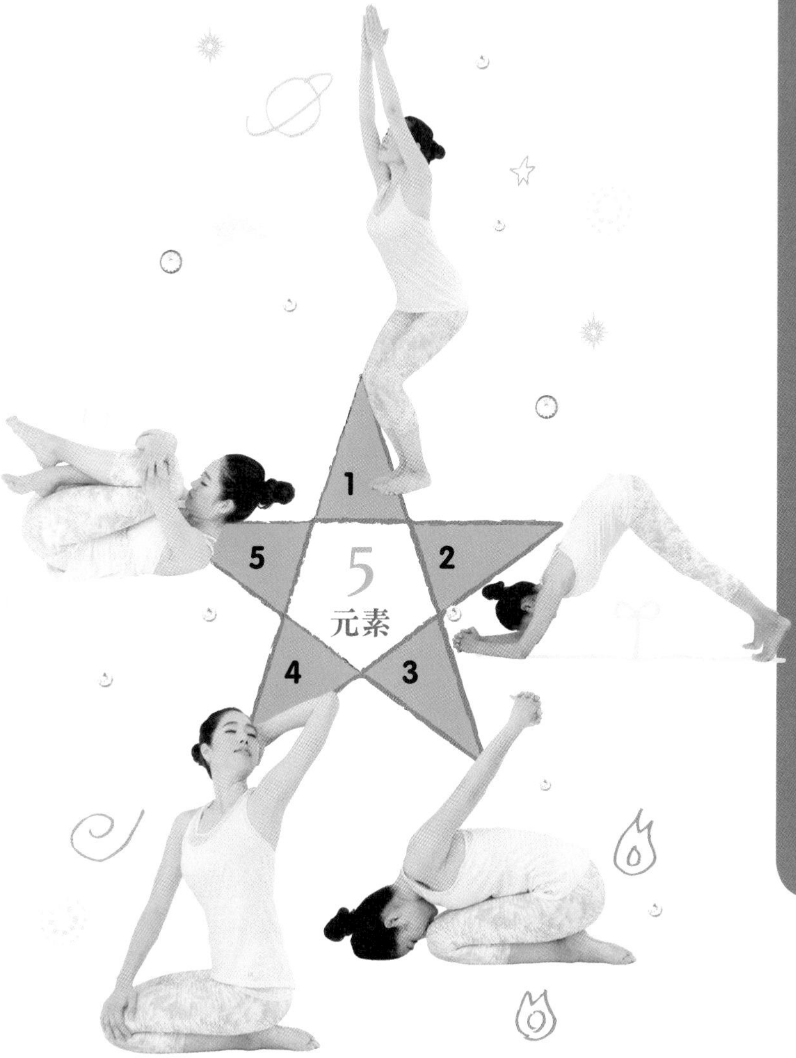

Lesson 2

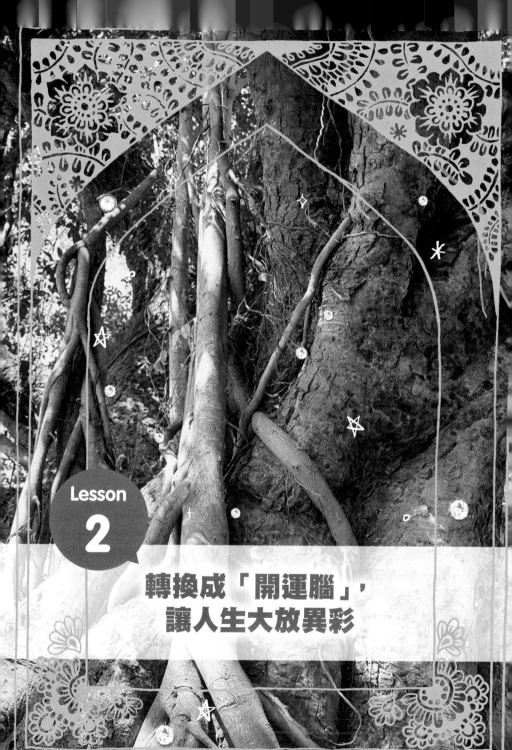

# 轉換成「開運腦」，讓人生大放異彩

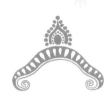

# 「幸運兒」與「倒楣鬼」的差異

為什麼「開運瑜伽」能讓我們的運氣變好？**本章將從運氣和大腦機制開始說起。**

這個世界上有許多人，有些人十分幸運，總是心想事成；有些人終其一生跌跌撞撞，只能用倒楣來形容。

**那些時運不濟的人都有一個共通點**，就是腦中有很多想法，**內心總是浮動不安**。不是後悔過去發生過的事，就是憂心未來，批評自己、評論他人，永遠沒有情緒祥和的一天。

**心中充滿雜念的狀態被稱為「心智游移」（Mind Wandering），亦稱為「分心走神」。**

思緒永遠無法專注、想法悲觀的人，隨時隨地都認為身邊全是敵人。

**遇到一點小事就反應過度，在日常生活中累積了無數的壓力。**

久而久之，就連細微瑣事都能成為巨大的壓力源，使人長期處於過度緊繃的狀態，最後便無法採取任何具體行動，**無法發揮原有的能力，壞運氣必然降臨人生，這是自然而然的道理。**

此外，壓力會使交感神經活躍，導致食慾不振、睡眠障礙、慵懶倦怠。不只如此，壓力也是血液循環不良、肌肉僵硬、腰痛與肩膀痠痛的原因。負面情緒增加，會使壓力荷爾蒙「皮質醇」分泌過度，進而傷害腦神經細胞。

不過，即使時時刻刻提醒自己「停止心智游移」、「去除雜念」，也很難做到。

**開運瑜伽則是能平息內心浮動的方法。**

第一課介紹的所有瑜伽姿勢，都能夠**放鬆身心，活化副交感神經**。

做瑜伽時，重複輕度緊繃與放鬆的過程，身體就能變得鬆軟，內心也會平靜下來。

**身體變得鬆軟了，憤怒和擔憂就會在不知不覺間消失，內心也能安寧祥和。**

成為幸運兒之後，內心的浮動也會自然平息。每天做瑜伽，可以停止心智游移狀態，保持寧靜安詳的內心。

## 「心智游移」是變成倒楣鬼的原因！

啊！我今天要交報告…
我還沒吃午餐，得趕快吃才行！
那個人好像討厭我…
得趕快把冬天的衣服送去乾洗…
昨天那件事怎麼會變成那樣？

大腦處於「四面楚歌」的狀態

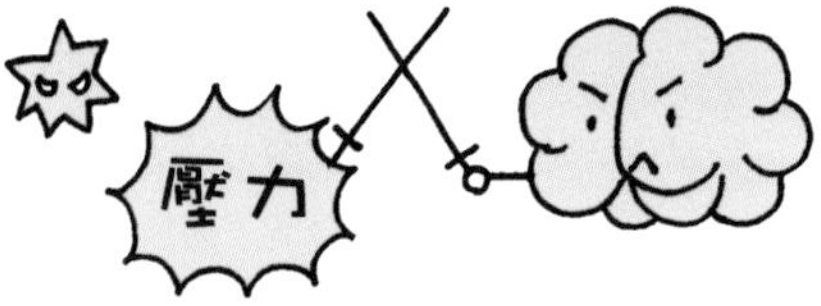
壓力

練開運瑜伽，
心智游移自然停止！

放鬆

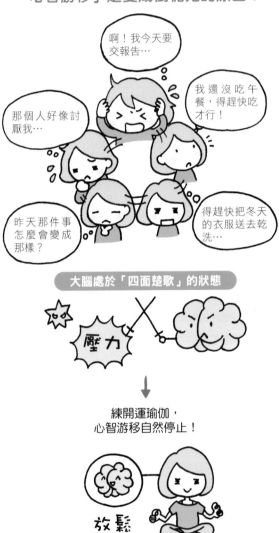

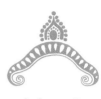

# 瑜伽可以改變大腦的形狀，轉換成「開運腦」！

從腦科學觀的點來看，「幸運兒」與「倒楣鬼」之間有以下差異：

**◎幸運兒內心永遠平靜，擁有抗壓性高的「開運腦」。**

**◎倒楣鬼內心永遠浮動，擁有抗壓性低的「失運腦」。**

擁有開運腦的人，隨時處於放鬆狀態，即使遭遇困難也能積極應對及處理。不僅如此，他們也很容易促使潛意識運作，自然就能開運。

如果你發現「自己的心很浮動，擔心自己擁有失運腦」而感到沮喪，請各位千萬不要失意。

**只要以正確的方法持續練瑜伽，大腦的形狀就會改變，任何人都能**

**擁有開運腦，這一點已經經過醫學實證。**話說回來，大腦的形狀會如何改變？首先，我們先來了解失運腦的構造。

大腦的下視丘是自律神經和內分泌系統的控制中心，失運腦的下視丘處於極度敏感的狀態。**大腦感受到壓力時，杏仁核就會產生反應**（請參照第13頁圖示）。當杏仁核對壓力產生反應，下視丘就會發出指令，促使交感神經活躍，這個指令下達至腦垂腺與腎上腺，使其分泌壓力荷爾蒙。尤其是先前提過的皮質醇，若是分泌過剩，影響相當深遠，不僅腦神經會遭到破壞，主掌記憶與感情的海馬迴也會局部萎縮。順帶一提，抗壓性較低的人，杏仁核通常比較大，很容易感到憂慮不安。

壓力就是像這樣改變了大腦的形狀。不過，**只要運用瑜伽和冥想清空壓力，就能停止腦細胞遭到破壞的情況。**之前萎縮的部位會開始新生腦神經細胞，使海馬迴再度變大。杏仁核也會恢復正常的大小。大腦也是臟器之一，就像人可以透過訓練增加肌肉量，靠飲食習慣改變腸道和肌膚狀態一樣，一個人的心理狀態和生活習慣也會影響大腦的形狀。

# 改變壓力的性質，就能產生靈感和第六感

各位是否認為壓力對人體有害？事實上，壓力並非百害而無一利。人需要某種程度的壓力。若不承擔適當的負荷，就無法提升學習力，也不可能增加肌肉量。這類**有益人體的壓力被稱為「良性壓力」**。

不過，壓力一旦過度就會傷害身心，若壓力超過人體可承受的臨界點時，也可能導致疾病。這類壓力被稱為「惡性壓力」。我們平時所說的壓力就是惡性壓力。

重點在於，相同的事情發生在不同人身上，會因為承受者的不同，轉化成良性壓力或惡性壓力。

**瑜伽會活動肌肉，將有害的惡性壓力轉化為有用的良性壓力，是極佳的身體訓練法**，能讓所有壓力都成為使自己成長的精神糧食，因此也

會讓運氣愈來愈好。

將惡性壓力轉化成良性壓力之後，還有更棒的益處。**那就是讓我們更容易產生靈感，發揮第六感。**舉例來說，當我們泡澡或上廁所，身心感到放鬆的時候，很容易突然想到好點子，或是找到解決問題的方法。相信各位應該都有過這樣的經驗。

這是因為當副交感神經活躍時，我們更容易進入潛意識。**當壓力的性質改變，身心就會感到放鬆，讓我們更容易連結潛意識，靈感也會源源不絕地湧現。**

這個現象與大腦的重要特質息息相關，也就是**預設模式網路**（Default Mode Network, DMN），這是我們在發呆或睡覺等「關機（休息）」的時候，發揮功能的

**當成惡性壓力處理時**

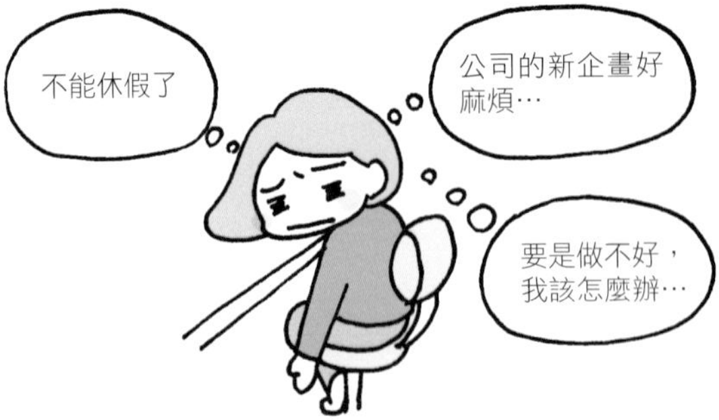
不能休假了
公司的新企畫好麻煩…
要是做不好，我該怎麼辦…

**模式網路產生靈感！**

大腦神經迴路。

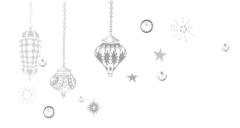

我們從未意識到大腦也會在我們關機時繼續運作，事實上，大腦消耗的熱量有六到八成使用在預設模式網路上。如今已知預設模式網路與壓力性質有很大的關係，這也是近幾年腦科學研究最熱門的主題。

醫界認為，當人遇到事情時，若把它當成惡性壓力來處理，預設模式網路就會暴走，使大腦過度運作，無論休息多久都無法消除壓力。相反的，**若把它視為良性壓力，預設模式網路就會進入「省電模式」，那麼我們在清醒時就很容易湧現具有生產力的靈感和第六感。**讓大腦休息，充分發揮大腦潛力，也是瑜伽的重要作用之一。

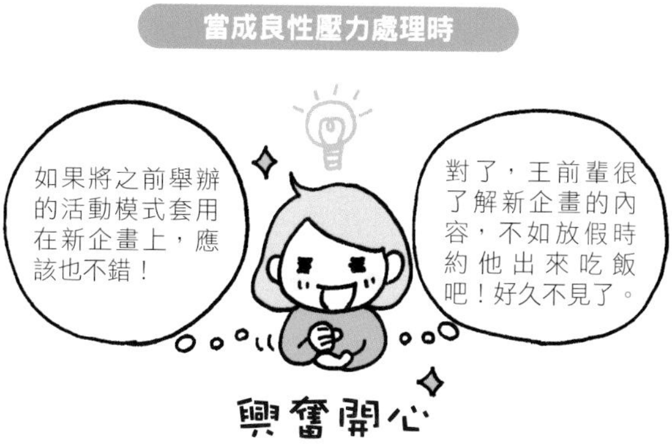
當成良性壓力處理時
對了，王前輩很了解新企畫的內容，不如放假時約他出來吃飯吧！好久不見了。
如果將之前舉辦的活動模式套用在新企畫上，應該也不錯！
興奮開心

**開運瑜伽讓預設**

# 高難度瑜伽會帶來反效果

開運瑜伽的特色，在於對肌肉施加輕度的負荷。

結合呼吸和瑜伽動作，重複緊繃與放鬆的過程。

經常有人問我：「做一些高難度的動作，效果應該比較好才對，不是嗎？」

事實上，做瑜伽時一味地處於緊繃狀態，為肌肉施加強大的負擔，並非正確的做法。

愈緊繃、負荷愈重，反而會帶來反效果。

肌梭是肌肉裡的本體感受器，體積很小，負責調整肌肉的緊繃狀態。

當肌梭產生反應，肌肉就會用力收縮。

施加輕度的負荷，不讓肌梭有所反應，才能進入深度的放鬆，在短

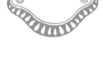

時間內提升最大的效果。

我在序章介紹過瑜伽學派的根本經典《瑜伽經》，其開宗明義寫道「瑜伽，乃心地心念之止息。」。

由於這個緣故，瑜珈必須透過一定的姿勢，使身體鬆軟、平靜心靈。這才是瑜伽本來的目的。

《瑜伽經》未曾寫過瑜伽是為了瘦身而打造的運動，或是為了增加肌肉而開發的體操。

簡單來說，瑜伽不是競爭技巧、能力與外觀的方法。與他人比較，產生優越感或自卑感，這樣的做法只會讓自己的意識專注在外表，阻礙了修行。

開運瑜伽的重點，在於重複緊繃和鬆弛，舒緩地放鬆肌肉。

做到這一點，就能體驗深度的放鬆狀態。

這個時候，潛意識的大門就會打開，你的願望會更容易實現。

開運瑜伽的祕密 1

# 過程中感到開心的原因

我們的大腦經常處於「備戰狀態」，受到金錢、工作、健康與人際關係等各種問題箝制。如果能做做瑜伽，就可以讓人在短時間內舒緩緊張的身心，有效率地活化副交感神經，讓身心平靜安寧。

**此時，身體會分泌「催產素」，這是一種能提高幸福感的荷爾蒙**，又稱為「愛情荷爾蒙」。當我們和家人、另一半、朋友、寵物相處，感受到愛情與友情時，就會分泌催產素，內心充滿幸福與療癒感。根據醫學研究顯示，**做完瑜伽之後，血中催產素濃度高達三倍**。

正確做瑜伽，能讓自己處於「幸福感滿載（大量分泌催產素）」的狀態。更棒的是，做瑜伽不只能讓自己充滿愛與幸福，隨著內心愈來愈平靜，自然也會培養出穩定祥和的氛圍，**讓個人魅力更鮮明**。

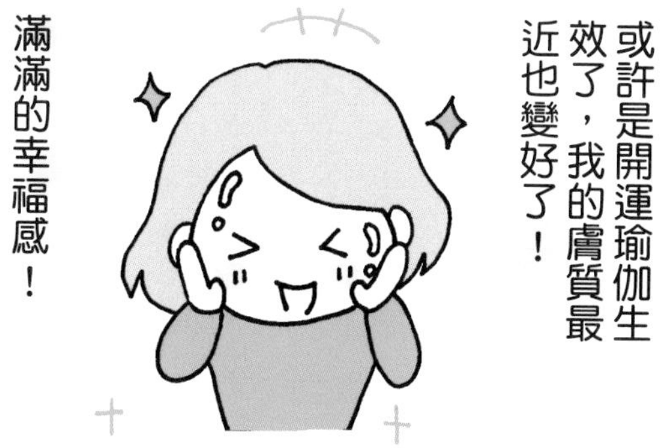
或許是開運瑜伽生效了，我的膚質最近也變好了！
滿滿的幸福感！

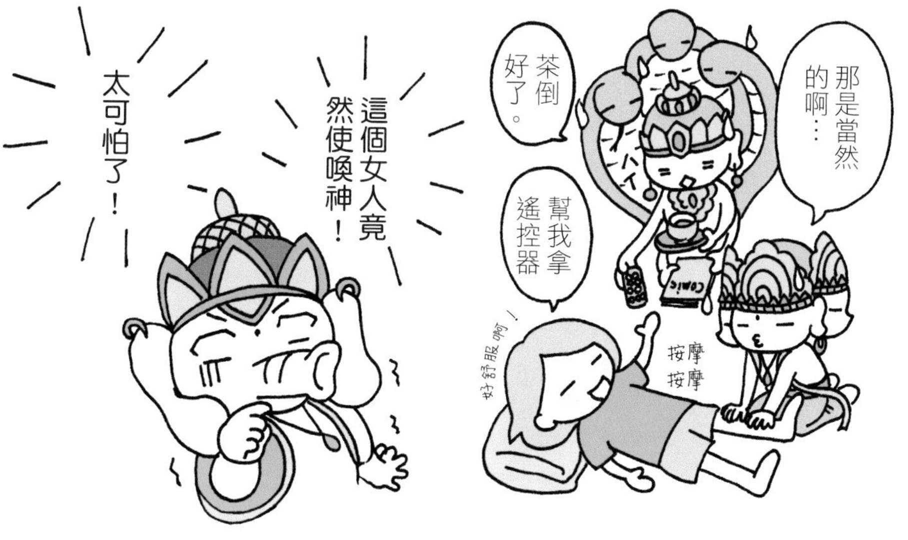
那是當然的啊……
茶倒好了。
幫我拿遙控器
按摩按摩
好舒服啊！
這個女人竟然使喚神！
太可怕了！

此外，催產素也能促進分泌幸福荷爾蒙「血清素」、衝勁荷爾蒙「多巴胺」、快樂荷爾蒙「β-內啡肽」；以及有助於鎮靜神經，舒緩壓力的神經傳導物質「GABA」。

**血清素可以減少負面思考與情緒，在保持內心的平衡上，發揮重要的作用。**此外，**GABA也具有抗壓力的功效，可活化副交感神經。**

每次上完瑜伽課後，我都會發現學生們的表情與上課前截然不同，感覺充滿了活力。這正是因為開運瑜伽促進了前述荷爾蒙分泌的緣故。

開運瑜伽的祕密②

# 改變呼吸，改變命運！

呼吸牽動著心靈與身體的狀態。

當我們被憤怒、悲傷和不安的情緒綁架時，呼吸就會變淺、變快。另一方面，當我們感到喜悅歡欣，擺脫壓力的束縛，自由自在地放鬆心情時，呼吸就會變深、變慢。

**有意識地以慢節奏深呼吸，調整自律神經，能讓僵硬的身體變鬆軟，浮動的心靈平靜下來。**我們遇到緊張的人時，會建議對方深呼吸，就是因為**心跳會隨著呼吸速度緩慢下來**。

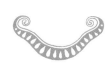

在做開運瑜伽時，要維持一定的呼吸節奏來做各種姿勢。如此一來，呼吸時不可或缺的橫膈膜與呼吸肌肉的動作，會變得更順暢，**自然也會讓平時的呼吸變得更深沉**。只要做到這一點，身體的狀況就會奇蹟似地變好。當身體調整好了，搭配刻意採取深層的腹式呼吸，就能讓自己掌握自律神經的控制權。當你想要擺脫憤怒和不安，或感到緊張時，只要刻意深呼吸幾次，就能活化副交感神經，進入放鬆狀態。

總之，**開運瑜伽可以讓我們調整好自己的身心狀態，隨時保持穩定的心靈，昇華至處事不驚的境界。**

此外，**當我們隨時都能保持自然的狀態，就能充分發揮自己的個性與能力，對自己產生信心。如此一來，也能改變自我評價和他人對自己的評價。**接下來的命運自然就會產生戲劇性的轉變。

哈哈哈
吼吼吼
瞪！
理智線斷裂
快去洗碗！
遙控器！
給我茶！
舒服～
…
梵天要變成破壞之神了嗎？
表情變了。
做了開運瑜伽之後
這是妳的茶和遙控器！
謝謝！呼吸真的好重要！
這樣真的好嗎？

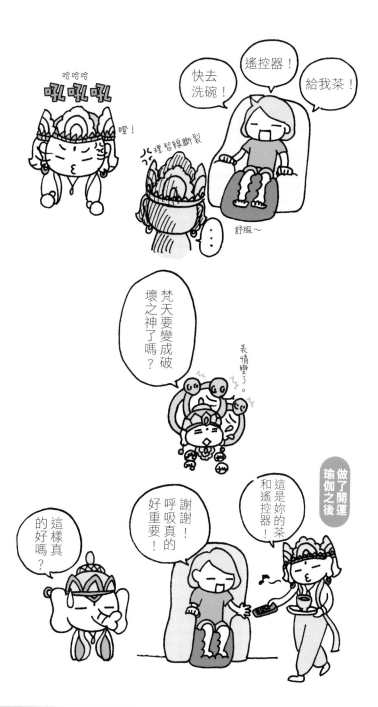

開運瑜伽的祕密③

# 無須肯定自我，也能實現夢想

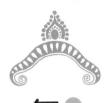

想要實現願望，「肯定」（affirmation）是眾所周知的方法，透過宣示自己的願望，啟動潛意識，進而達成實現願望的目標。

有些人利用這個方法實現了自己的願望，但我相信也有不少人全力以赴，卻沒有任何改變。

「肯定」這個方法確實有其功效，但**如果身心處於緊張狀態，無論你多認真宣示自己的願望，也無法發揮效用**。

人之所以熱中於「實現自己的願望」，是因為將「肯定」當成武器，用來追捕「願望」這個獵物所致。在這個情形下，會產生強烈的緊張狀態，讓人根本無法進入潛意識。

與其如此，**不如先放下願望，透過瑜伽鬆軟身心**，就能讓心靈平靜下來，擺脫原有的執著和焦慮。

若將意識比喻成一座湖，就是讓原本波濤洶湧的湖面，變得如鏡子般平靜；讓原本混濁的湖水，變得澄澈透明。潛意識存在於澄澈的湖底，湖底住著可以改變你的命運的神。無論我們如何努力，面對波濤洶湧的混濁湖泊，都不可能看到湖底的模樣，甚至進入湖底。**不過，只要舒緩身心的緊張狀態，讓意識之湖變得澄澈，我們無須努力就能輕鬆連結潛藏於湖底的「願望實現之神」。**

讓自己恢復健康健全的狀態後，自然會在最好的時機發生最美好的事情。無須勉強自己，願望也會自然實現。這才是吸引力最原始的方法。

## 產生執念就無法進入潛意識

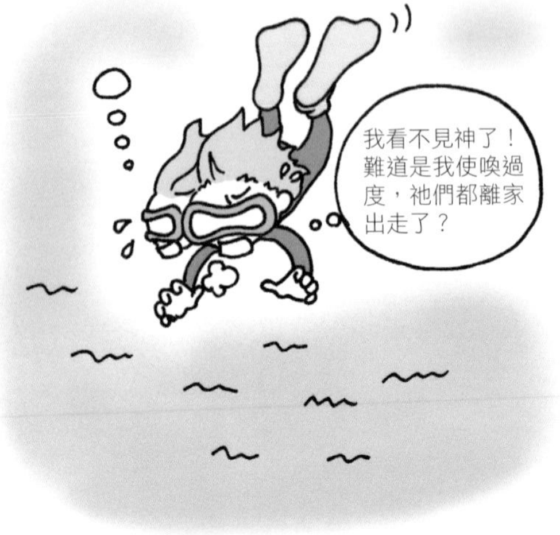
我看不見神了！難道是我使喚過度，祂們都離家出走了？

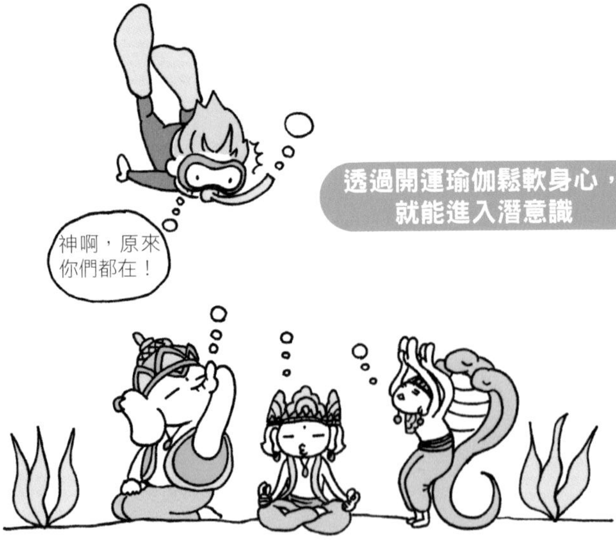
神啊，原來你們都在！

## 透過開運瑜伽鬆軟身心，就能進入潛意識

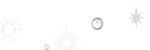

開運瑜伽的祕密④

# 回歸原本的自己

當心湖的水變得乾淨之後，不只是願望會自然而然地開始實現。**我們也會自動回到「真正的自己」。**

誠如先前所說，現代人經常處於緊繃狀態，內心總是感到窒息，身體的健康狀況也因為壓力而日漸崩壞。光是完成自己身上的職責與工作，就已經無力顧及其他。

你是否也認為處於緊繃狀態的自己，才是「真正的自己」？

但是，「真正的自己」不會受到外界的影響，也不會被過去或未來耍得團團轉，更不會感受到壓力。

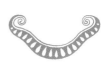

當一個人心靈平靜祥和，無論在現實生活中**遇到令人絕望的悲慘遭遇，或遇到令人喜出望外的開心事情，都能淡然處之。**處於任何狀況下，

都能維持穩定放鬆的心情。即使面臨意外處境或困難的問題，導致情緒短暫波動，也能立刻恢復平常心，展現泰然自若的態度。這就是「真正的自己」。

**持續做開運瑜伽，你的心就會充滿愛與喜悅，滿溢純粹且穩定的「有情」能量。**

充滿有情能量的「悅性」狀態，才是真正的你。悅性的你可以依照自己的心，活出真實的自己。無須勉強自己，也能隨時選擇讓自己幸福的道路。

這樣的生存之道會如實反映在現實生活之中，讓你過著順心順意的人生。

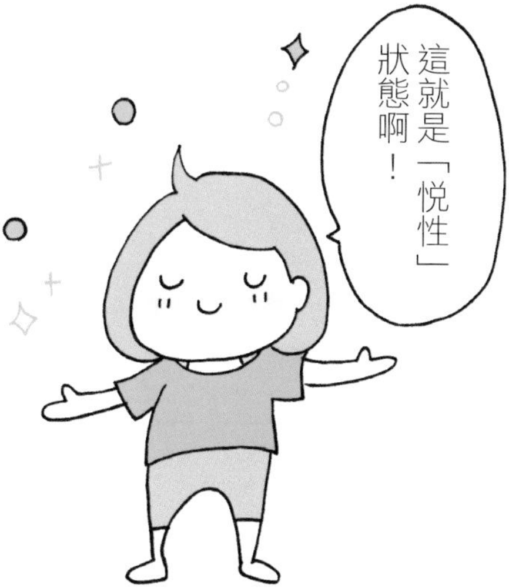
這就是「悅性」狀態啊！

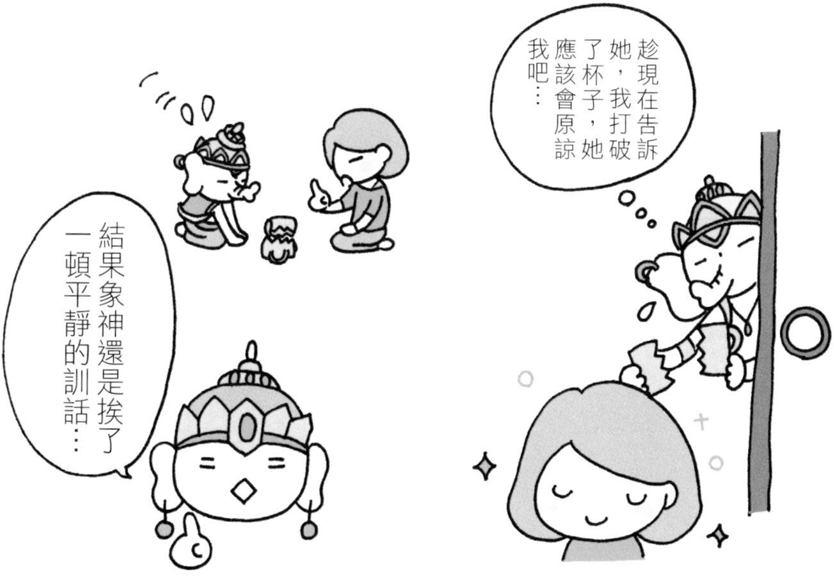
趁現在告訴她，我打破了杯子，她應該會原諒我吧……
結果象神還是挨了一頓平靜的訓話……

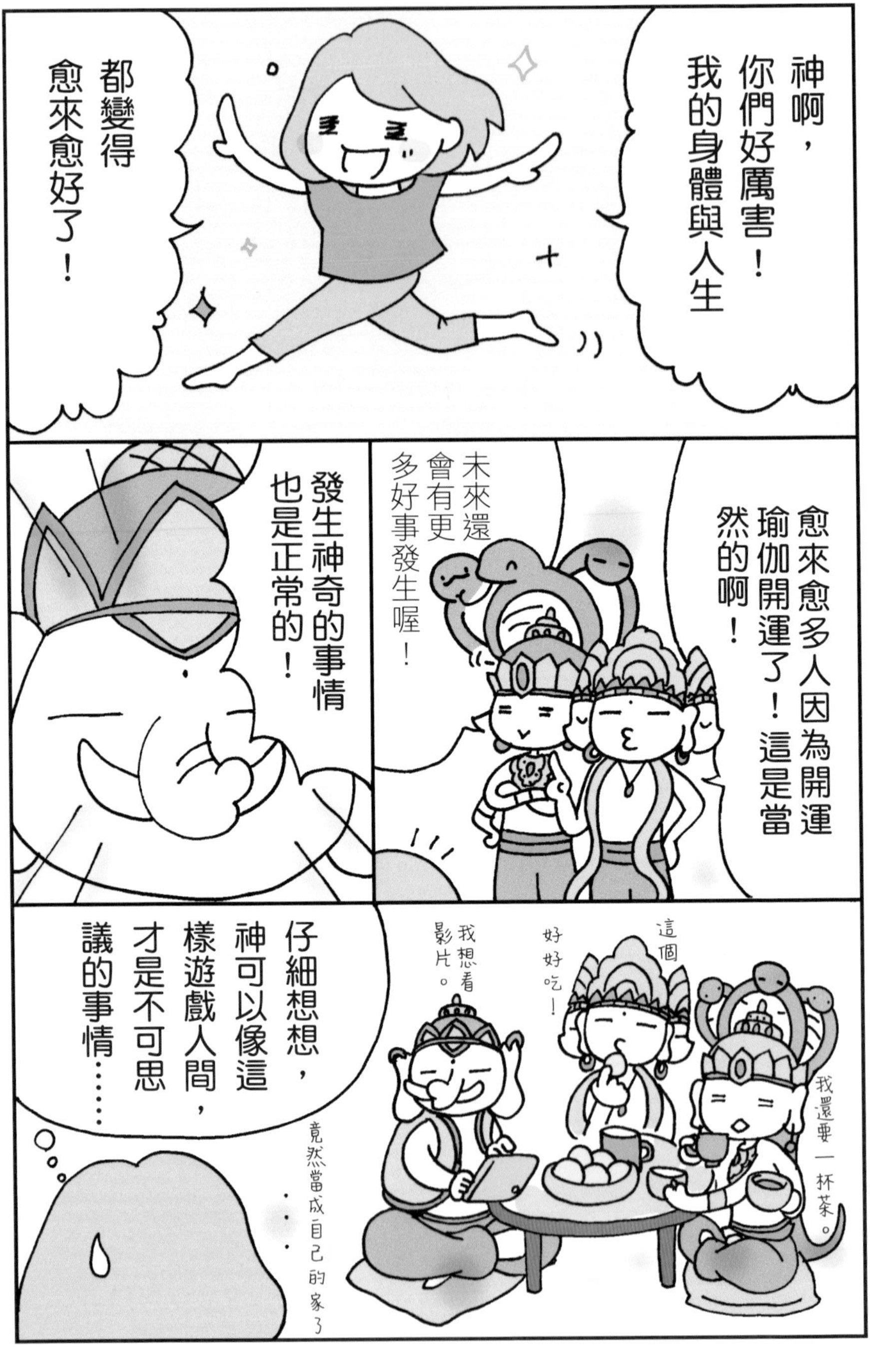
神啊，你們好厲害！我的身體與人生
都變得愈來愈好了！
愈來愈多人因為開運瑜伽開運了！這是當然的啊！
未來還會有更多好事發生喔！
發生神奇的事情也是正常的！
我還要一杯茶。
這個好好吃！
我想看影片。
竟然當成自己的家了
仔細想想，神可以像這樣遊戲人間，才是不可思議的事情……

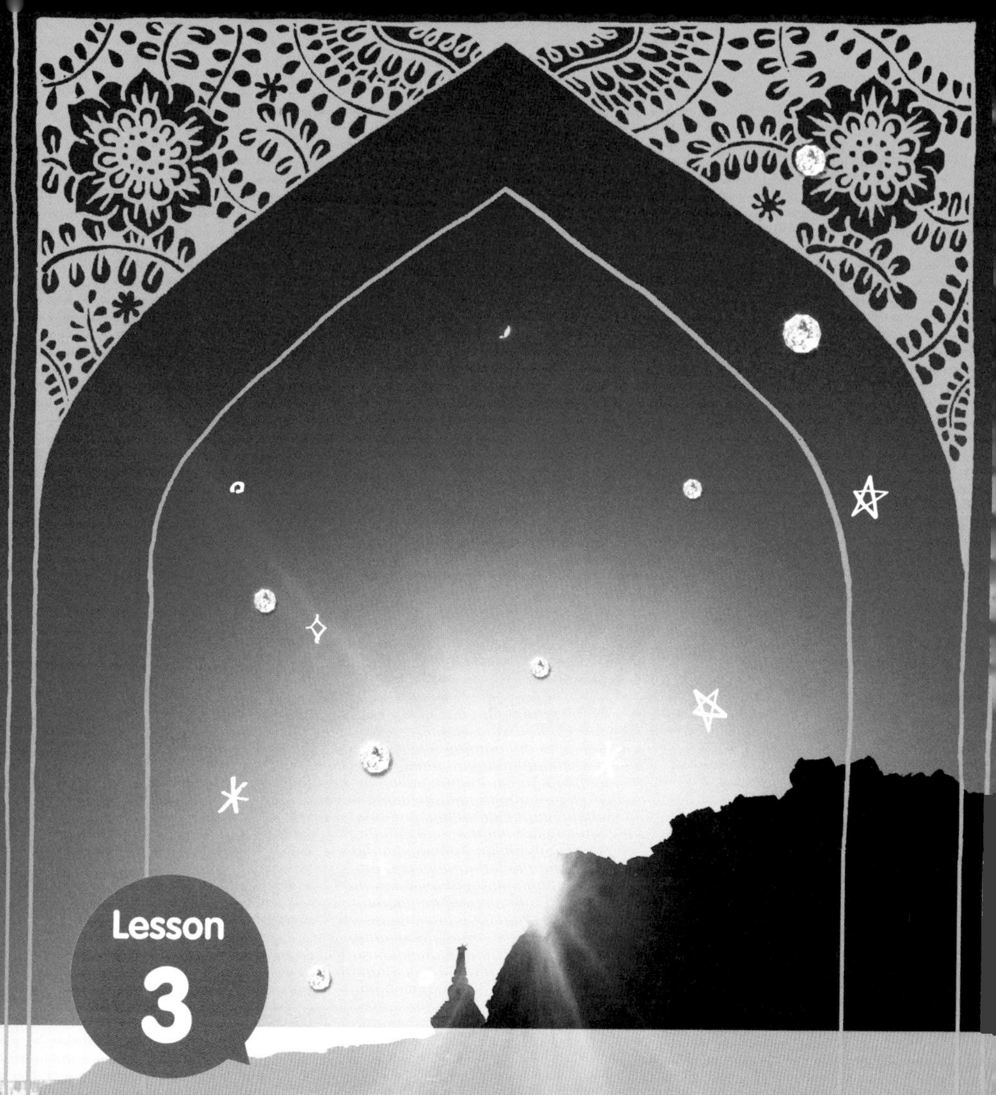

# Lesson 3

# 連結本我，連結神

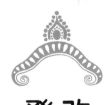

# 改變人生的「共時性事件」發生了！

一旦開始練開運瑜伽之後，在日常生活中就會不斷出現各種共時性事件（有意義的偶然巧合）。

**◎跟一直想合作的同事參與相同的企畫。**

**◎才想著要去非洲玩，朋友就約我參加旅行團，還巧合地賺到旅費，也順利請了假。**

**◎我想開咖啡館，立刻有人找我開店。**

這些都是發生在我學生身上的共時性事件。

不僅如此，每天都有數不清的共時性事件發生，就像日升月落一樣

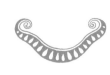

理所當然。

只要連結潛意識，就會開始發生令人欣喜的「偶然」機遇。共時性事件是開運且帶領我們邁向幸福人生的原動力。不過，若你將共時性事件當成「單純的偶然」，這類事件就會立刻停止。

這個世界是映照我們內心狀態的鏡子，現實則是反映了每個人的心態。如果你身邊也開始產生共時性事件，代表你的內心已經處於正確的狀態了。

當一個人得意忘形，想要吸引更多幸福降臨，自己的欲望永遠無法被滿足，內心就會浮動不安，這一點一定要特別注意。若能積極正面地接受現狀，感受到正向的轉變，共時性事件就會愈來愈多。改變命運的共時性事件最終一定會到來。

**「改變命運的共時性事件」亦稱為「共時命運」，這是改變人生的有意義偶然巧合。**

若將微小的共時性事件比喻成一階一階地走上樓梯，那麼共時命運則是一口氣跳上一百階的階梯。

當我們注意到發生在日常生活中細微的共時性事件，讓人生煥然一新的共時命運遲早會到來。

### 陸續發生的共時性事件<br>最終會引發改變人生的「共時命運」

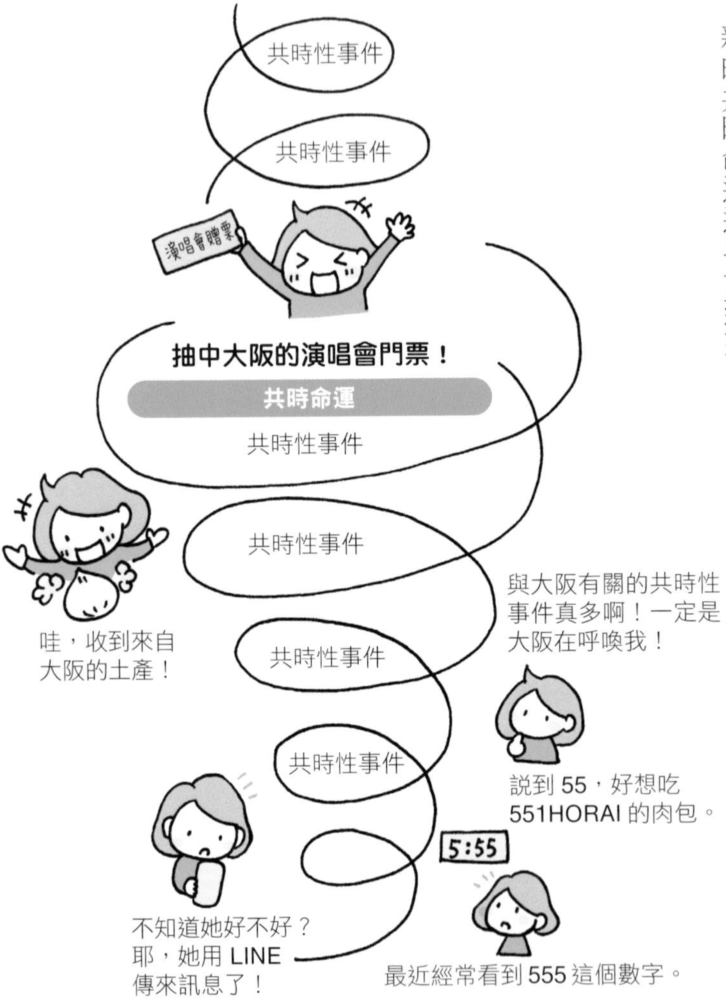
共時性事件
共時性事件
演唱會贈票
抽中大阪的演唱會門票！
共時命運
共時性事件
共時性事件
與大阪有關的共時性事件真多啊！一定是大阪在呼喚我！
哇，收到來自大阪的土產！
共時性事件
共時性事件
說到55，好想吃551HORAI的肉包。
5:55
不知道她好不好？耶，她用LINE傳來訊息了！
最近經常看到555這個數字。

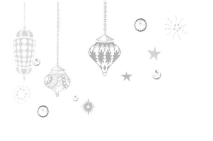

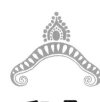

# 內在的神「本我」和宇宙的源起「梵」

在瑜伽世界中，自古便認為人類的靈魂是內在的神「本我」（atma），它與屬於宇宙原理的大神「梵」（brahman）緊密相連。

「本我」是從「梵」誕生而出的存在。

當我們透過瑜伽連結本我，自然就能連結大神，也就是梵。

從潛意識心理學（深層心理學）的觀點來看，**本我是人類的「個人無意識」，梵則是「集體無意識」**。

以上是瑞士精神科醫師卡爾・榮格（Carl Jung）提出的概念。他將人的概念分成有自覺的「顯意識」與無自覺的「潛意識」。

進一步來說，潛意識又可分成「個人無意識」與「集體無意識」，集體無意識是所有人類共有的潛意識。

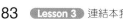

這就是發生共時性事件與產生不祥預感的原因。

做瑜伽可以連結梵（集體無意識），我的夥伴祐己子老師也透過自身的神奇力量，實際體驗了這一點。

她是帶領我走上瑜伽之道的導師，**她不只能讀取面前之人的靈魂，就連身在遠方的人，她也能讀取其靈魂的紀錄。**

若從常識來思考，各位一定會覺得不可思議，但事實上，只要理解靈魂的機制，就會發現讀取靈魂紀錄是很自然的結果。

開運瑜伽讓我們自然而然地連結本我，進而連結梵。如此一來，**我們就能透過集體無意識連結許多資訊，陸續引發共時性事件，產生吸引力現象。**

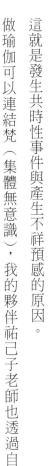

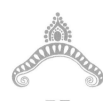

# 開運冥想法

接下來為各位介紹何謂「冥想」。冥想是有助於連結神，以及幫助我們開運的方法。有人可能會擔心「冥想好像很難」，認為「自己只是初學者，可能做不到」……各位可以放心。

冥想時，最重要的是「呼吸」。要輕鬆地挺直背部，透過呼吸將空氣中的氣（Prana）吸進體內，再完全吐出。

**以下介紹的開運冥想稱為「SoHam 冥想」。**

正確來說，「SoHam」來自於「他」（sah）與「我」（aham），將兩者結合在一起，代表「神（sah）等於我（aham）」的意思。

具體做法是，在心中慢慢地重複默念「So……Ham……」，安靜地持續呼吸，就能與神合而為一。

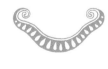

做完 SoHam 冥想後，你會感到十分舒服，請務必嘗試看看。

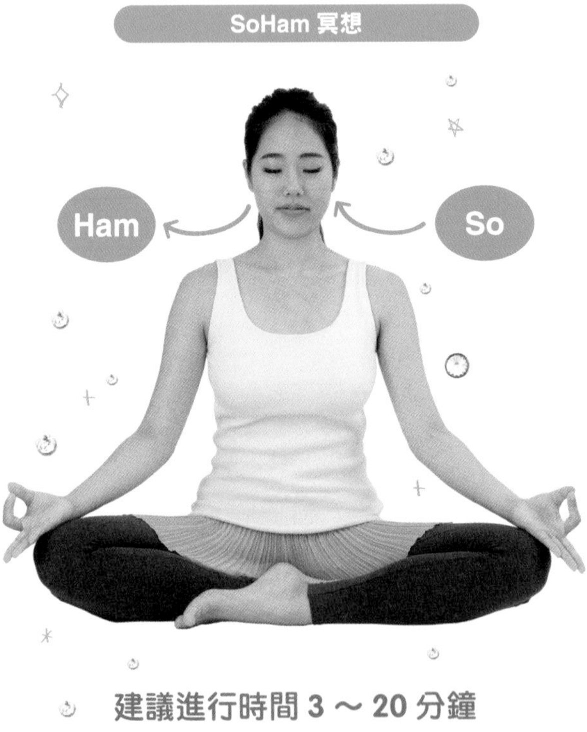

❶ 挺直背部，以安樂坐的方式坐在地上

安樂坐的坐法如照片所示，雙腳彎曲，將一邊的腳跟拉至髖關節處，再將另一邊的腳跟也拉至髖關節處。若很難做出此姿勢，可在臀部下方放一個靠枕或對折的坐墊。

❷ 手掌向上，放在膝蓋上

手掌向上，放在膝蓋上。可以將食指與大拇指的指尖相觸碰，形成一個圓圈。

❸ 默念「So」時鼻子吸氣，默念「Ham」時鼻子吐氣

在心中一邊默念「So」，一邊從鼻子慢慢吸氣.，接著默念「Ham」，同時從鼻子慢慢吐氣。此時，以將氣導入頭部的感覺，靜靜吸氣。想像自己利用「So」吸收神的能量，再藉由「Ham」將吸收的能量還給神。基本上最好做三到二十分鐘，但只要做到自己感覺舒服即可。

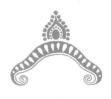

## 不可思議的現象只是「附加價值」

持續練瑜伽，自然就能實現願望，不僅如此，還能喚醒不可思議的潛能。

我在前面曾經說過，祐己子老師可以讀取靈魂的紀錄。以我個人經驗來說，**我在上課冥想時，曾經被強光包圍；家裡還落下許多水晶粒（請參照照片）；學生們和身邊人的疾病奇蹟似地痊癒……不僅如此，吸引力現象更是司空見慣的事情。**

不過，這些只是瑜伽的「附加價值」罷了。

瑜伽的目的是保持平靜的心，充實日常生活，以度過健康且豐富的人生。

瑜伽經典《瑜伽經》寫道：「透過瑜伽修習得來的悉地（siddhi）會

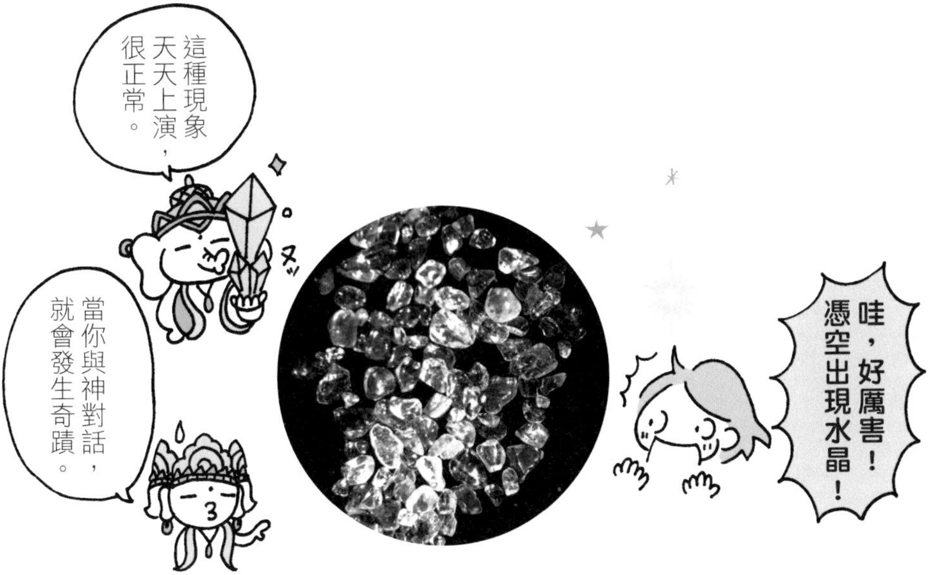
哇，好厲害！憑空出現水晶！
這種現象天天上演，很正常。
ヌッ
當你與神對話，就會發生奇蹟。

阻礙修行，一定要捨棄。」無論你具備多少特殊能力或瑜伽技能，最後都要全部捨棄，讓自己自由，進入頓悟的世界，這是瑜伽的最終目的。

就算別人創造了美好果實，不斷遇到幸運的好事，或是自己培養出特殊能力，全都是附帶的「恩惠」。

若因為好的結果或遇到好事而感到雀躍，覺得自己「很厲害！」、「可以再吸引更多的幸運」，反而會使原本平靜的心再次充滿雜音。如此一來，澄澈的意識之湖掀起波瀾，水面變得混濁，就無法連結自己心裡的神，有時候甚至會吸引到無用的廢物。

**開運瑜伽的目的，是讓我們永遠處於愛與和平之中，維持放鬆的自己。**

# 靈性與親子關係

瑜伽帶給人的最大恩惠之一，就是獲得「靈性安適」（Spiritual Well-being）。

培育出安適的靈性，也就是穩定的靈性，才能擁有真正的健康和幸福，並建構人生的成功基礎。

世界衛生組織（WHO）在修訂「健康的定義」時，也曾討論是否要加上「靈性安適」。由此可見，「靈性安適」是人生的重要條件。

事實上，若要解決親子關係的問題，絕對不能忽略靈性安適這一點。

反過來說，只要培養出靈性安適，就能順利解決親子之間的糾葛。

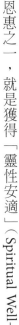

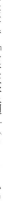

**靈性的健康基礎必須緊密連結每個人的根源，這是親子關係如此重要的原因。**

對每個人來說，自己的父母是最親近的根源。

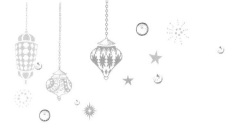

由於這個緣故，親子關係不睦的人很難真正地充實自己的人生。

我的許多學生自從開始練瑜伽之後，長期不睦的親子關係突然變好了，以前的糾葛好像未曾發生。過去形同水火的親子，如今也會一起到我的瑜伽教室上課。

更棒的是，大多數的例子幾乎都產生了許多正向的改變，**例如在治癒疾病的同時，也修復了親子關係。**

這樣的改變不是偶然，而是瑜伽的靈性修護效果。

# 與來日不多的父親和解

在長期練瑜伽和冥想之後，我開始注意到親子關係與靈性之間的緊密度。我和父親一直處得不好，因此我知道必須修復我們的關係。我的父親經濟無虞，但他獨善其身、任性妄為。我從小就很看不起這樣的父親，因此在十幾歲到四十歲之間，我幾乎不跟父親說話。

為了修補與父親之間疏遠的關係，我打電話給久未聯絡的母親，才知道一項驚人的事實。我的父親罹患了前列腺癌，癌細胞轉移至全身骨骼，剩下的日子不多了。

我深受打擊，不斷祈求父親早日恢復健康。

我與父親在情感上的芥蒂並未消失，但是多虧了父母，我才能活在這個世界上。我感謝父母賜予我生命，因此每天早上會花三十秒左右祈

**禱父親早日康復。**在這段期間裡，我只和父親通過一次電話，我猜想父親並不明白我的心意，所以沒告訴他我每天都在為他祈禱。

就在我為父親祈禱三個半月後，我認為該是與父親見面的時候了，於是回老家一趟。我事前並未通知父母，**一到家就看見氣色紅潤、臉頰豐腴的父親出現在玄關前。**我和父親上一次見面是在我結婚、即將邁入三十歲的時候。

這次再度見到父親，我問他身體狀況如何，他告訴我，癌細胞已經完全消失，每天都活得健康快樂。

只要調整自己的身心，回歸純淨狀態，你許下的願望就會傳達給神，奇蹟就會發生。父親的事情讓我親身體會奇蹟的發生。在此之後，我逐漸與父親往來，恢復了親子之間的關係。

現在的我充分感受到身心健全所帶來的幸福滋味。**瑜伽是一種系統化且具體化的維持身心靈一切健全安適的方法。**瑜伽是五千年前的先賢送給我們的禮物，我們可以藉由這個有效又可靠的方法，擁有靈性安適。

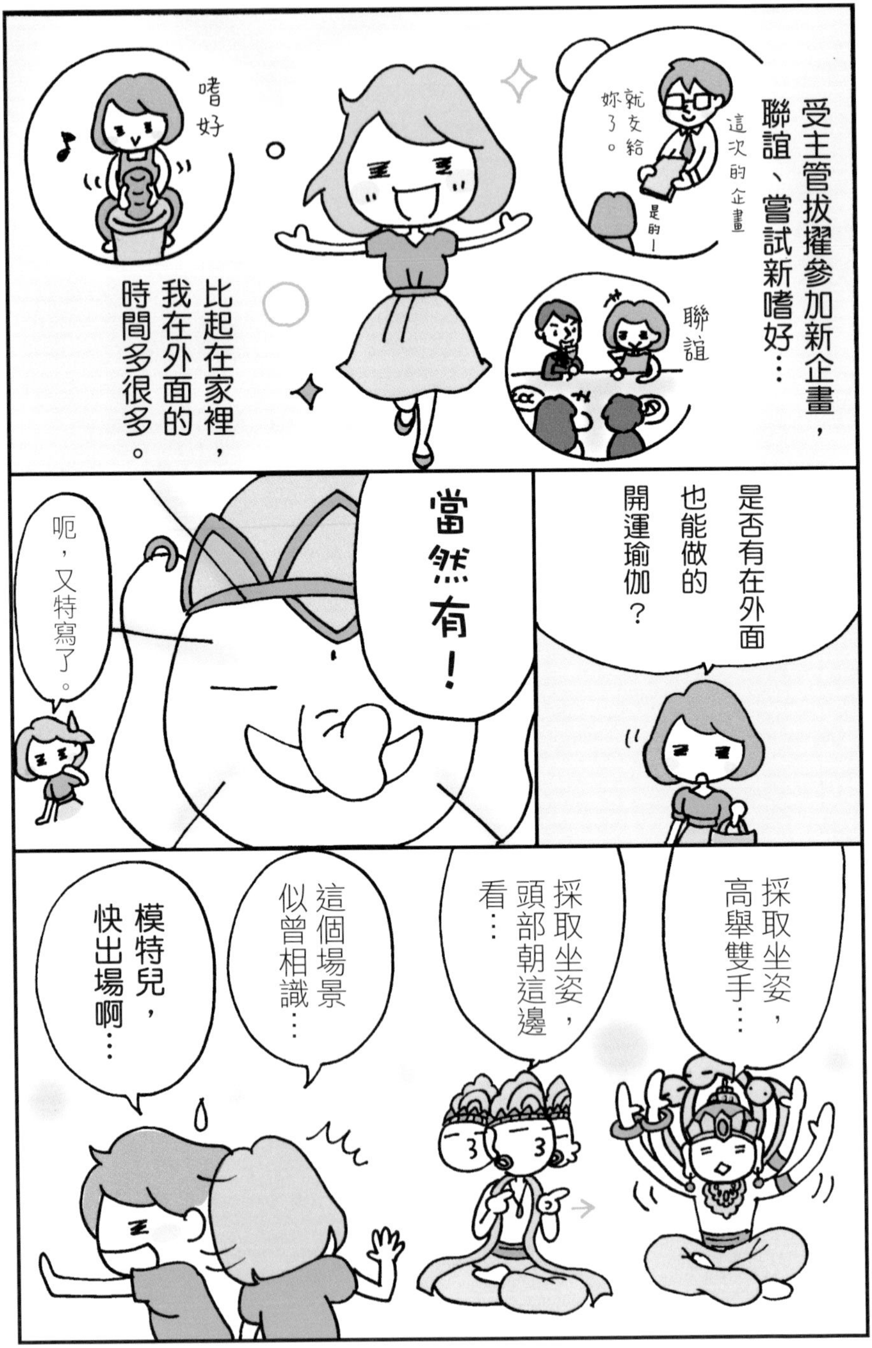
受主管拔擢參加新企畫，聯誼、嘗試新嗜好⋯
這次的企畫就交給妳了。
是的！
聯誼
嗜好
比起在家裡，我在外面的時間多很多。
是否有在外面也能做的開運瑜伽？
當然有！
呃，又特寫了。
採取坐姿，高舉雙手⋯
採取坐姿，頭部朝這邊看⋯
這個場景似曾相識⋯
模特兒，快出場啊⋯

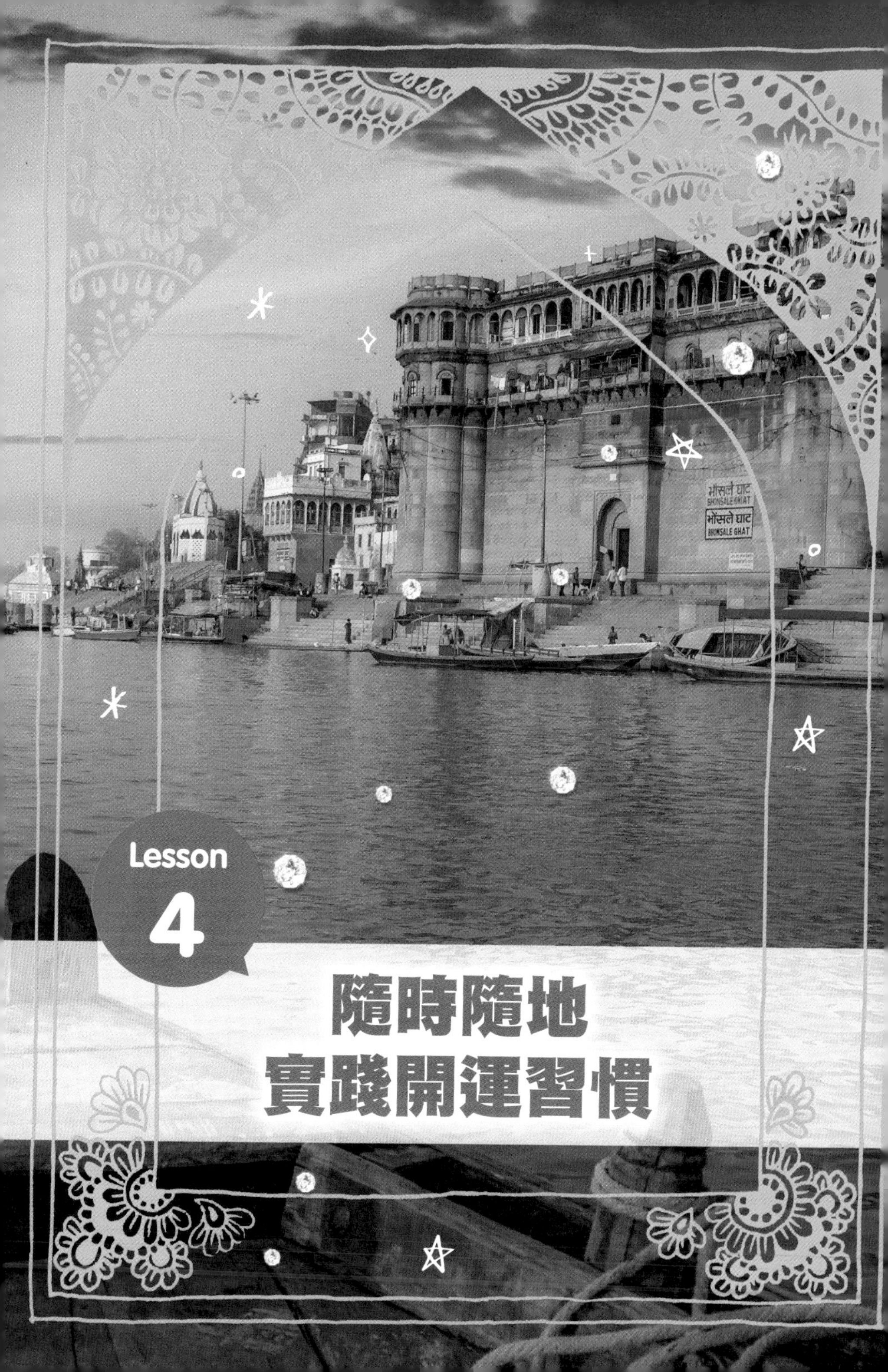


Lesson 4

# 隨時隨地 實踐開運習慣

# 空的坐姿

利用開運瑜伽基本姿勢中「空的姿勢」（請參照第 38 頁），即可趁著工作空檔，坐在辦公桌前做開運瑜伽。

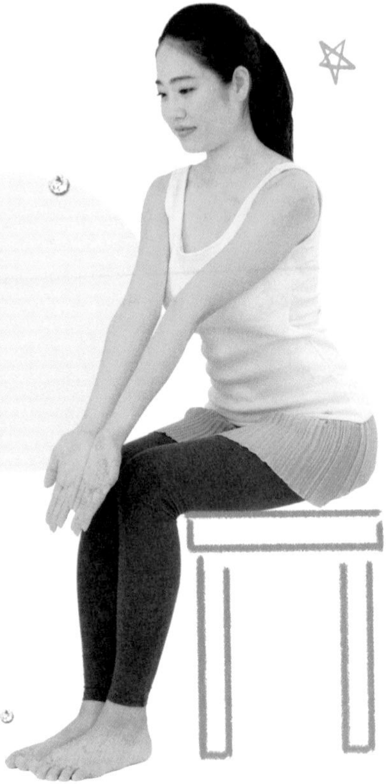

## 1

**上半身往前傾 45 度，雙手往前伸，手掌朝上併攏**

採取坐姿，雙腳併攏，上半身往前傾 45 度，雙手往前伸，手掌朝上併攏。

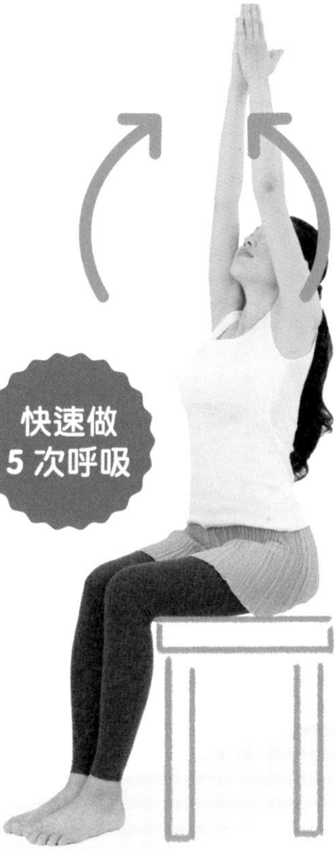

快速做
5 次呼吸

## 2

### 雙手從兩側抬起至頭上合掌，往上伸直

身體挺直，雙手伸直，從兩側抬起至頭上合掌。背部往後仰，合掌的雙手往上伸直，抬起頭。

## 3

### 手掌放在膝蓋上，採取放鬆姿勢

吐出第 5 次呼吸的氣息後，吸氣放手，一邊吐氣，一邊將手掌放在膝蓋上，擺出放鬆姿勢。

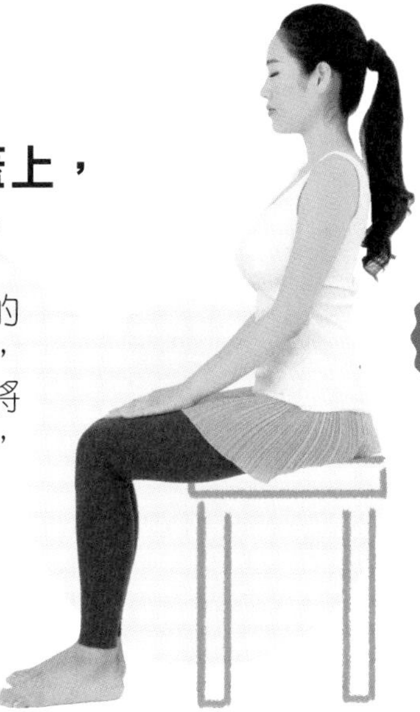

慢慢做
10 次呼吸

# 風的坐姿

利用開運瑜伽基本姿勢中「風的姿勢」（請參照第 47 頁），也是很適合趁著工作空檔進行的開運瑜伽。

## 1

### 右手放在左膝，左手放在頭部左側，抬起頭

上半身往左轉，右手放在左膝，左手放在頭部左側，抬起頭。右手將左膝往右推，左手按住頭部。快速呼吸 5 次。另一邊也重複相同動作。

快速做
5 次呼吸

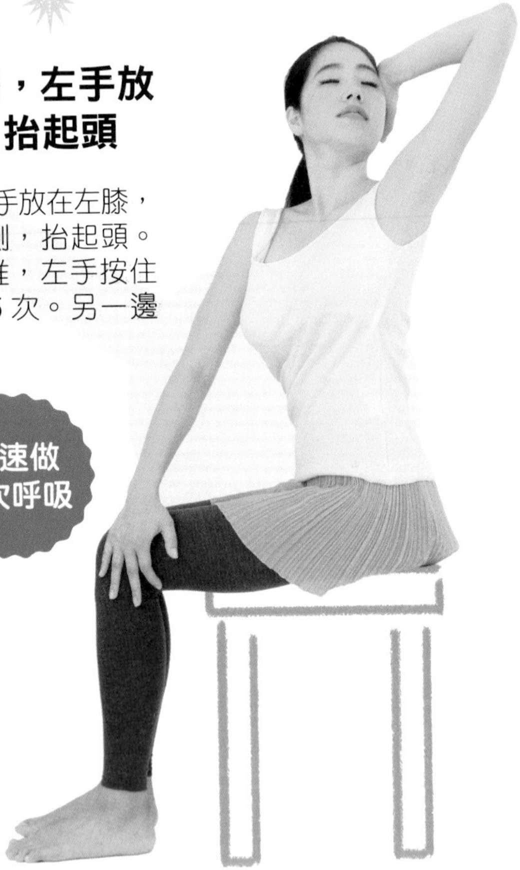

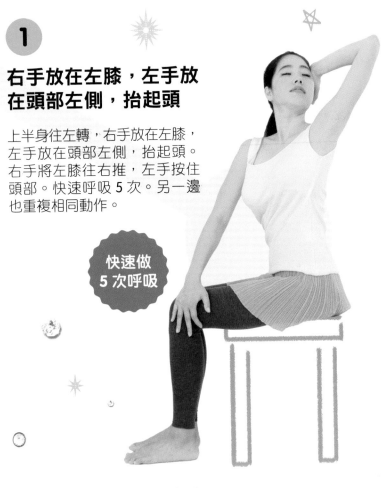

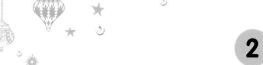

## 2

# 手掌放在膝蓋上，採取放鬆姿勢

吐出第 5 次呼吸的氣息後，吸氣放手，一邊吐氣，一邊將手掌放在膝蓋上，擺出放鬆姿勢。

慢慢做
10 次呼吸

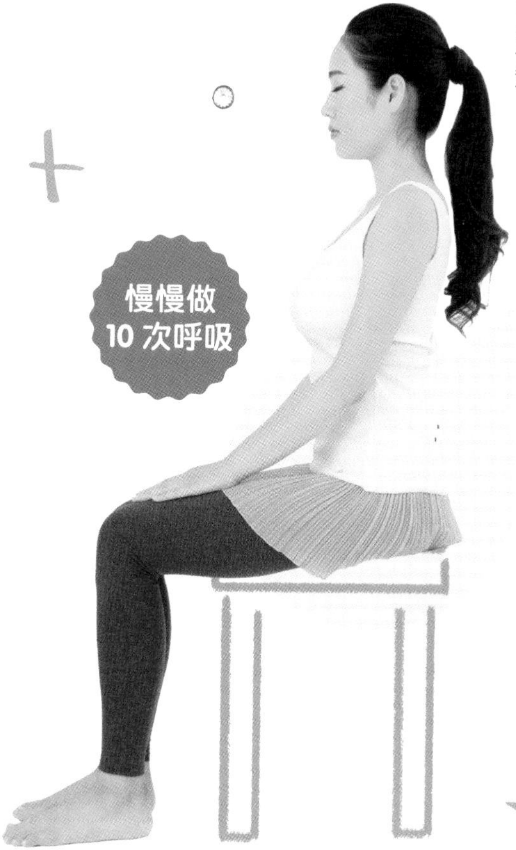

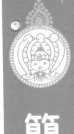

# 電腦前之一

長時間坐在電腦前工作，容易出現肩窩向內縮的姿勢，引發肩頸痠痛、身體不適等各種症狀。長時間從事電腦作業或工作，感覺疲累時，不妨嘗試看看。

## 1 雙手手掌朝向自己

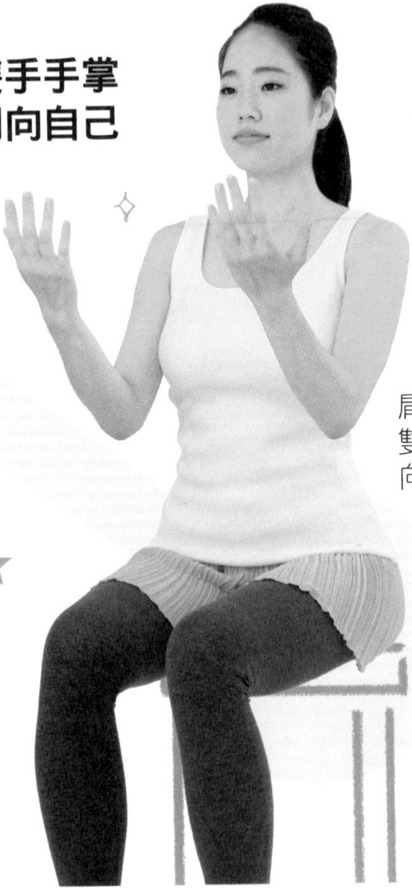

肩膀放鬆，雙手手掌朝向自己。

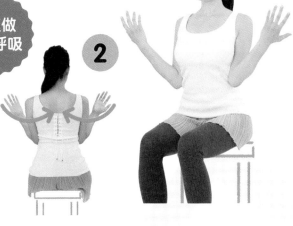

快速做
5 次呼吸

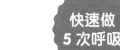

## 2 雙肘靠攏，雙手往兩旁張開

抬起頭，雙肘靠攏，雙手往兩旁張開，讓肩胛骨向脊椎靠攏。

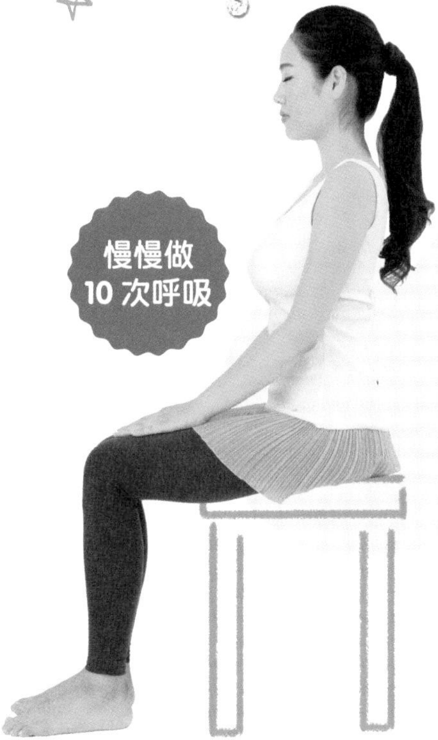

慢慢做
10 次呼吸

## 3 手掌放在膝蓋上，採取放鬆姿勢

吐出第 5 次呼吸的氣息後，吸氣放鬆，一邊吐氣，一邊將雙手放在膝蓋上，擺出放鬆姿勢。

# 電腦前之二



## 1 雙手下垂

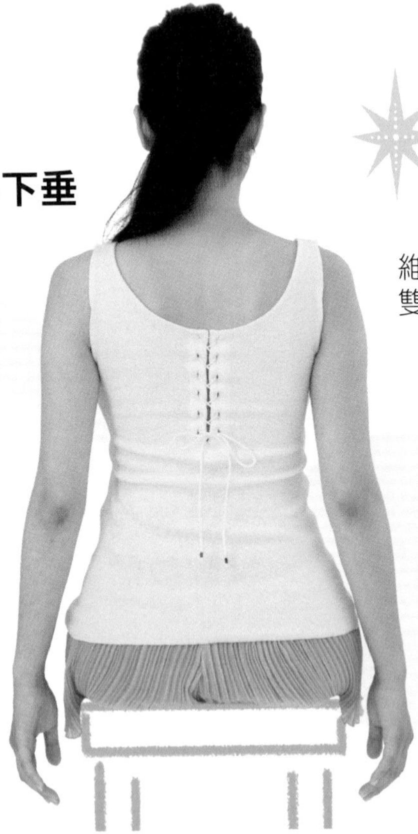

維持坐姿，
雙手下垂。

快速做
5 次呼吸

## 2

## 雙手手腕逆時針轉動，肩胛骨往脊椎方向靠攏

抬起頭，雙手手腕逆時針轉動，肩胛骨往脊椎方向靠攏。

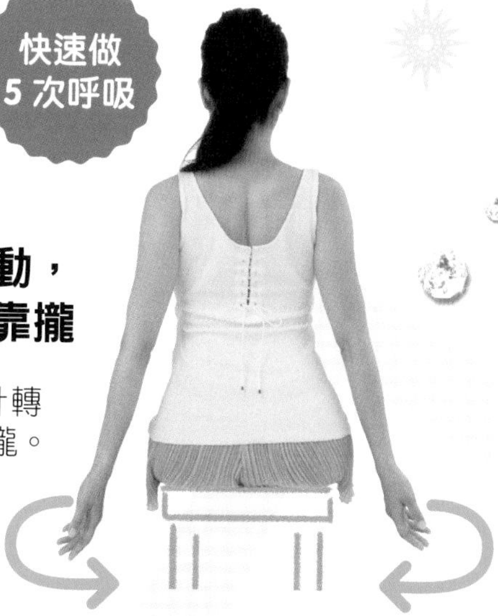

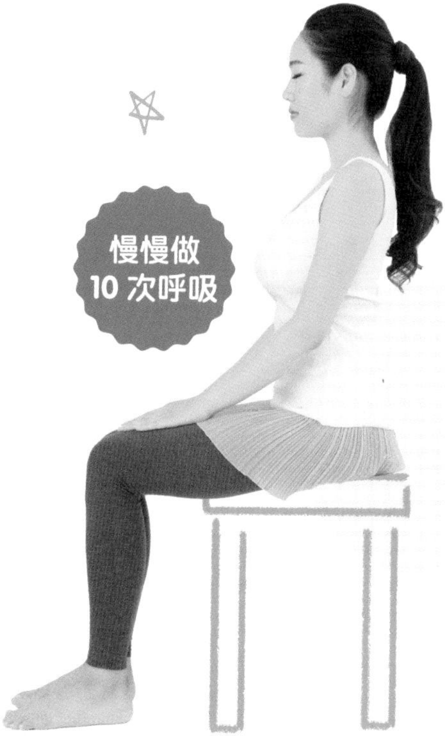

慢慢做
10 次呼吸

## 3

## 手掌放在膝蓋上，採取放鬆姿勢

吐出第 5 次呼吸的氣息後，吸氣放鬆，一邊吐氣，一邊將雙手放在膝蓋上，擺出放鬆姿勢。

# 雙腳平衡

這是站著就可以做的開運瑜珈，很適合在等公車捷運或紅綠燈的空檔進行。做的時候，請將注意力放在主宰生命能量的「第一脈輪」（肛門與生殖器之間），以及掌控創造性能量的「第二脈輪」（肚臍下方五公分處）。

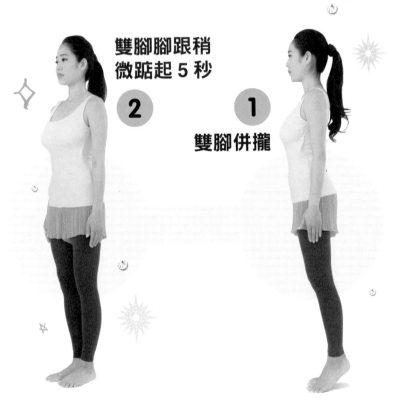

1

雙腳併攏

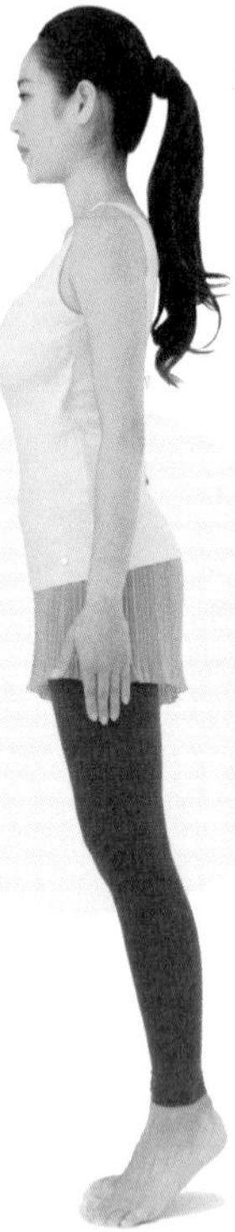

雙腳併攏站立。

2

雙腳腳跟稍微踮起 5 秒

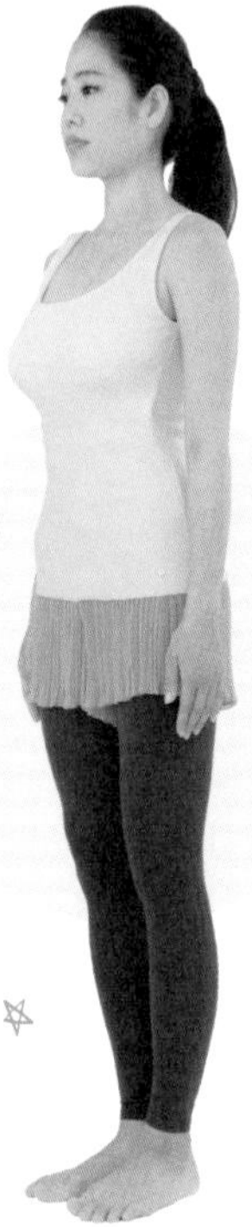

雙腳腳跟稍微踮起，維持 5 秒。做的時候不要忘記呼吸，吐氣，慢慢放下腳跟。

# 單腳平衡

**1**

**右腳腳跟靠著左腳腳踝**

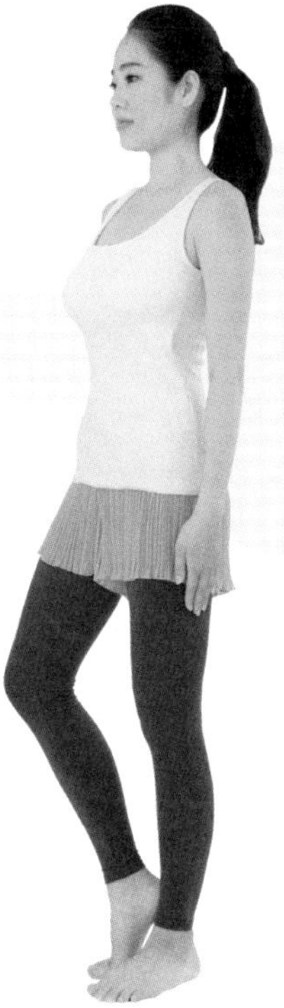

**2**

**左腳腳跟稍微踮起 5 秒**

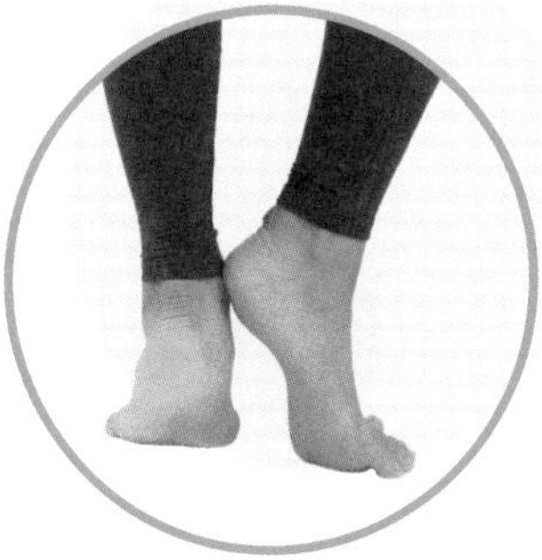

右腳腳跟靠著左腳腳踝。

左腳腳跟稍微踮起，維持 5 秒。吐氣時慢慢放下腳跟。換腳重複相同動作。

# 幸福調息法

幸福調息法（sukha pranayama）是何時何地都能做的簡易版開運瑜伽。搭公車、開車開到一半休息或坐在辦公室裡時，隨時隨地都能嘗試幸福調息法。再次提醒各位，呼吸時請將注意力放在第二脈輪。

## 1 從鼻子慢慢吸氣 5 秒

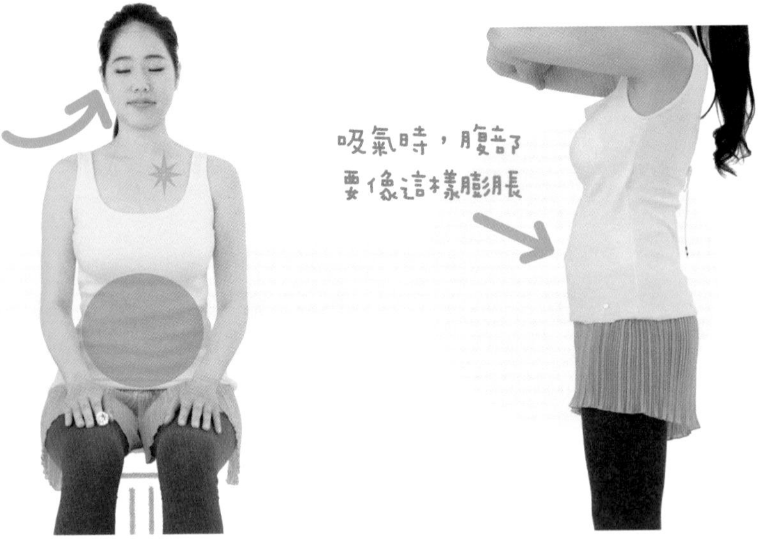


採用腹式呼吸，從鼻子慢慢吸氣 5 秒，直到腹部充滿氣為止。此時請將注意力放在第二脈輪。

## 2 從鼻子慢慢呼氣 10 秒

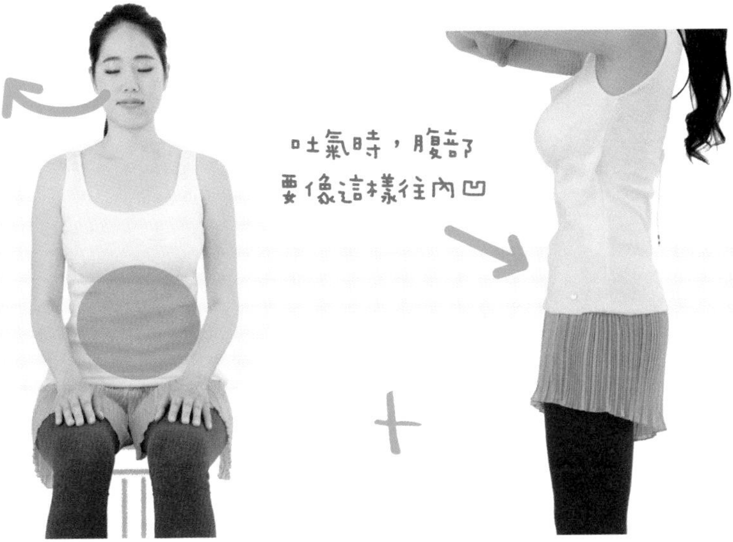


從鼻子慢慢呼氣 10 秒，直到腹部扁平，將氣全部排出。

開運習慣1

# 放鬆臉部肌肉，打造「開運臉」

你是否經常眉頭深鎖？或者成天咬緊牙關？我們的臉部總會在無意識之間表現出內心的緊張感，從表情就能精準看出一個人身體與心靈的緊張程度。

**運氣低落時，不妨先放鬆自己的臉部。**

我在指導學生進行冥想或瑜伽時，會先建議他們「放鬆臉部，舒緩緊張」。放開眉間、下巴和臉頰的力量，自然能讓我們處於放鬆狀態。

**在做開運瑜伽時，即使每個動作都做得很精準，但如果臉部表情緊張，身體過度用力，就無法活化副交感神經。**有鑑於此，第一步要從放鬆臉部做起。

**放鬆臉部時，首先要放鬆眉間，分開上下排牙齒。**如此一來就能放

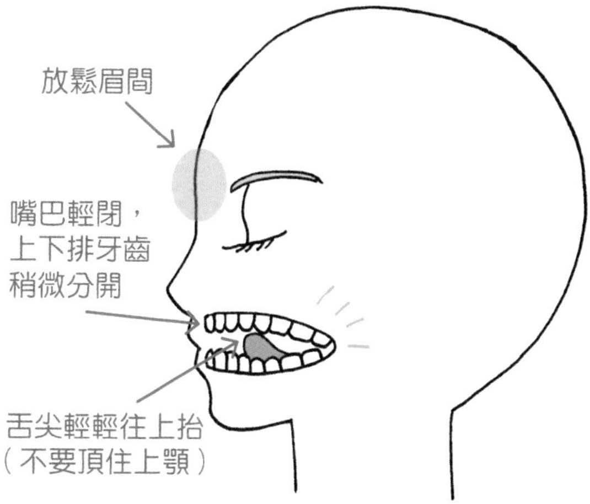
放鬆眉間
嘴巴輕閉，
上下排牙齒
稍微分開
舌尖輕輕往上抬
（不要頂住上顎）

鬆表情肌肉，讓整個臉部的表情變得柔和，形成「開運臉」。當我們在日常生活中感到情緒緊繃、不安，或想起負面回憶時，臉部就會用力，形成「失運臉」。建議各位平時應提醒自己，養成放鬆臉部的習慣。

當你專心工作，發現自己相當緊張時，**不妨養成用鼻子深呼吸，鬆開眉頭，放鬆下巴力量的習慣。**臉部表情放鬆了，身心的緊張狀態自然也會減緩，接著再花一點時間做前面介紹的簡易版開運瑜伽，就能快速整合自身的能量。

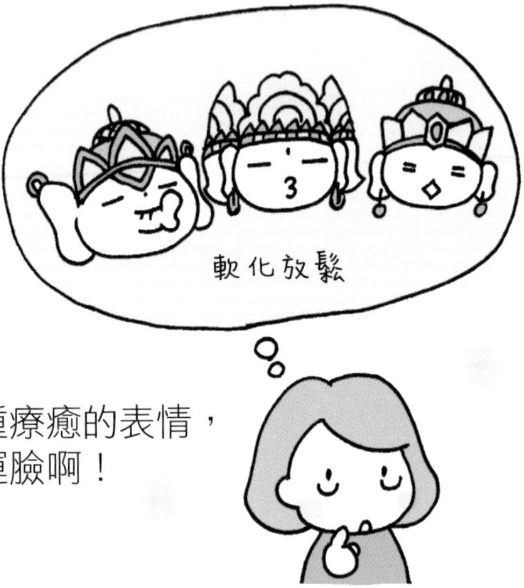


原來這種療癒的表情，
就是開運臉啊！

開運習慣❷

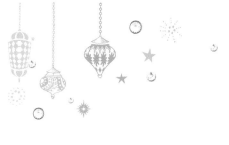

# 為他人著想的「利他」心，控制著自律神經

各位是否聽說過「利他」這個詞彙？利他的意思是不在乎自身利益，「希望別人獲得幸福，為爭取他人利益的行動」。

**當我們為他人做任何事時，就會抑制交感神經的活躍度，有助於提高免疫力。**

舉例來說，若我們想要追求自己出人頭地、提高收入，為了實現自己的心願拚命努力，很容易過度緊張；但**如果是為了「幫助他人」、「讓對方開心」去做任何事情，我們的內心會充滿愛，保持放鬆狀態。**

此外，即使遇到令人緊繃的狀況，只要採取利他行動，就能輕鬆掌控自律神經。

事實上，人體細胞也以利他為行動準則。從生物學的角度來看，**有**

**多達六十兆個細胞不是為了自己，而是為了相鄰的細胞發揮作用。**

換句話說，人類的身體健康來自於六十兆個細胞的利他作用互相連動，若讓「他」充分作用，細胞本身就能受到保護。

要注意的是，為了他人而勉強自己或犧牲自己，是本末倒置的做法。

重視自己的幸福與心情，同時為他人奉獻。這樣的態度才能為周遭人與自己帶來幸福。

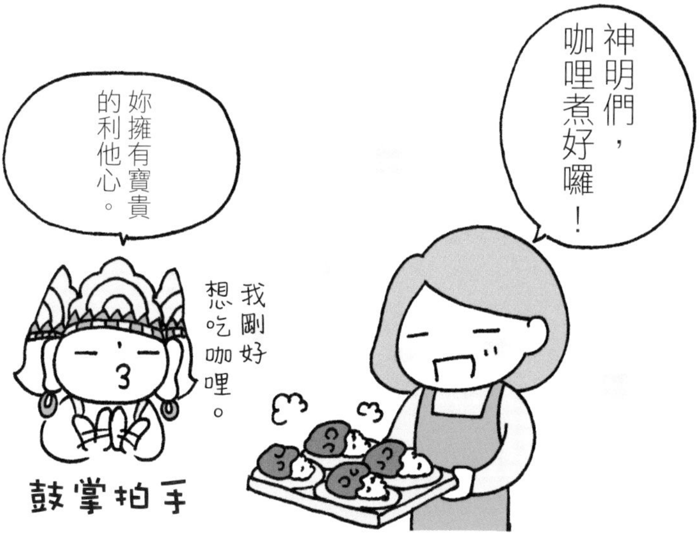
神明們，咖哩煮好囉！
妳擁有寶貴的利他心。
我剛好想吃咖哩。
鼓掌拍手

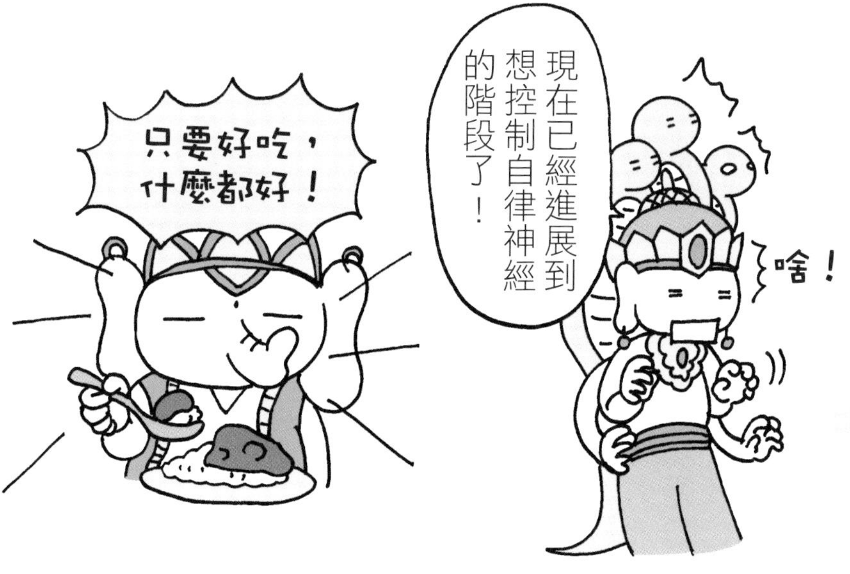
現在已經進展到想控制自律神經的階段了！
啥！
只要好吃，什麼都好！

開運習慣 3

# 「好事」與「壞事」都是過程

瑜伽能為我們的內心帶來祥和與安適，不受外界的紛擾影響。**現實生活中的任何事情都不會攪動我們的情緒，不會再一下子開心、一下子憂慮。**

說得極端一點，假設有一天有人匯了一億元進你的銀行戶頭，你會淡然接受，平靜地說：「知道了，謝謝你。」並不會因此欣喜若狂。相反的，若你的戶頭突然少了一億元，也會平靜地想：「雖然很傷腦筋，但也沒辦法。」這就是開始練開運瑜伽之後的生活態度。

原因很簡單，**當我們持續練瑜伽，就會明白發生在自己身上的每件事都是過程。**此外，有時「最棒」的好事會變成「最糟」的壞事，有時則會遇到相反的狀況。儘管如此，我們平時遇到「好事」時難免會欣喜不已，遭遇麻煩或意外狀況時也很難保持平常心。人有七情六欲，品嚐喜怒哀樂的滋味也是人生的精髓。

不過，陷入情緒波折的漩渦之中，是很危險的事情。如此只會使自己受苦，讓幸福遠離。

為了避免這種狀況，**當你感覺「情緒不穩定」、「心情有點低落」時，請轉念地想：「我現在遇到的狀況只是過程而已。」**

現實生活中無論遇到多困難的問題，只要換個想法，認為「現在的問題是要讓我在未來擁有真正的幸福與充實人生，絕對必要的禮物」。抱持感恩的心，接受一切。接著再透過瑜伽調整自己，不斷進步，「萬能之神」——你的潛意識——就會將極致幸福帶進你的人生。

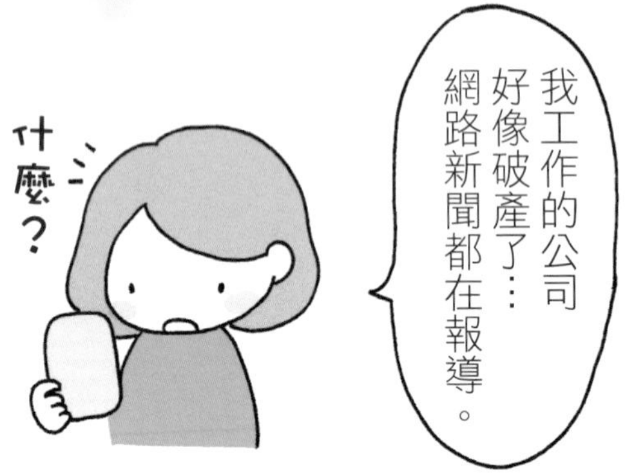
什麼？
我工作的公司
好像破產了…
網路新聞都在報導。

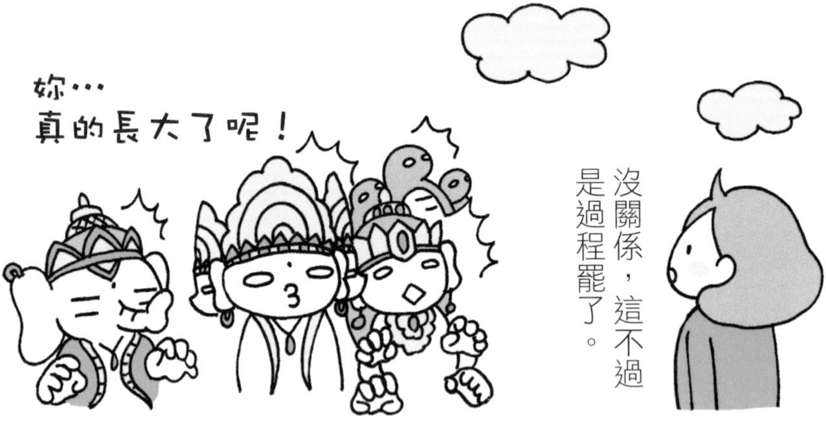
沒關係，這不過
是過程罷了。
妳…
真的長大了呢！

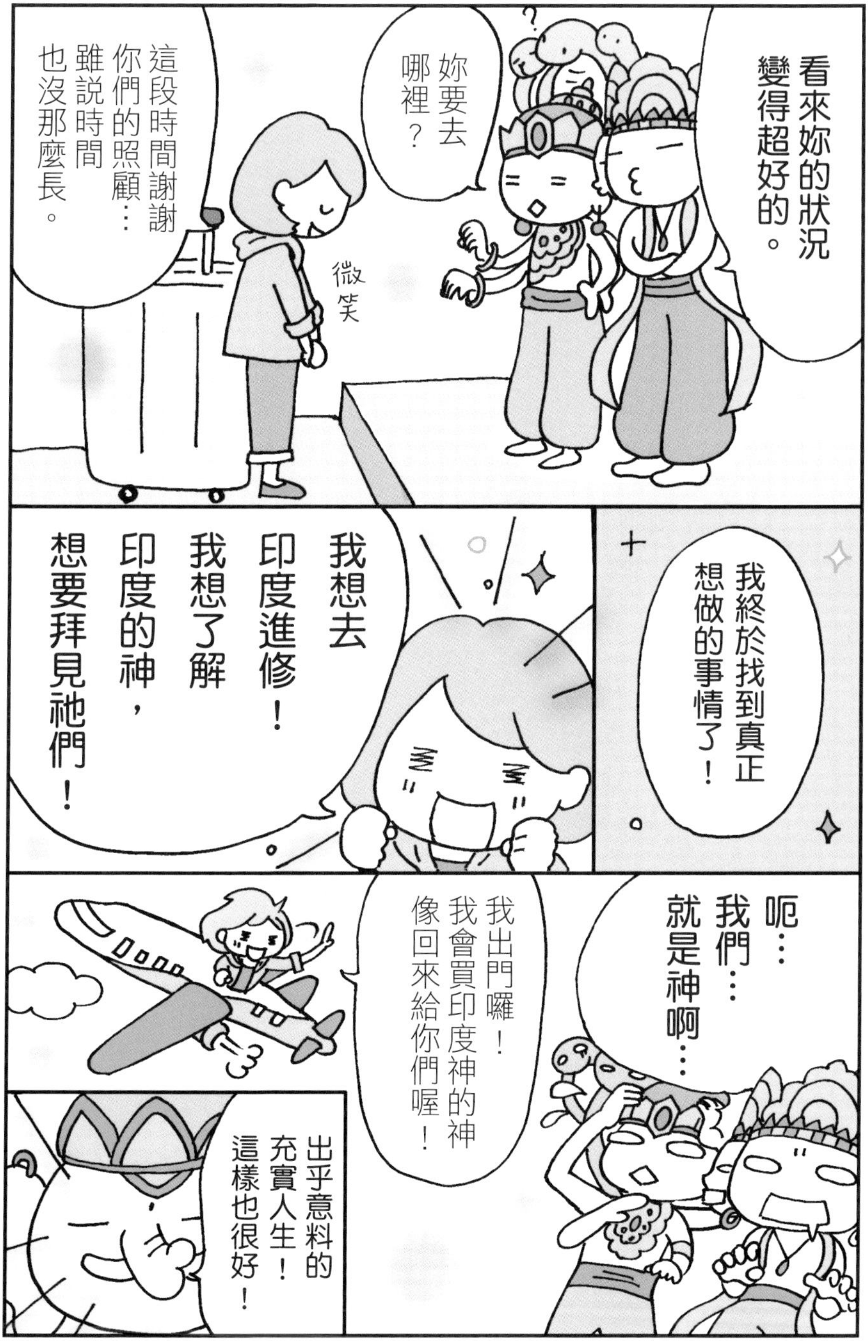
看來妳的狀況變得超好的。
妳要去哪裡？
這段時間謝謝你們的照顧…雖說時間也沒那麼長。
微笑
我終於找到真正想做的事情了！
我想去印度進修！我想了解印度的神，想要拜見祂們！
呃…我們…就是神啊…
我出門囉！我會買印度神的神像回來給你們喔！
出乎意料的充實人生！這樣也很好！

# 終章

「我從來沒想到活著竟是如此輕鬆快樂的事情！」我的學生經常跟我分享他們的心得，這是他們最常說的一句話。各位是不是覺得這個說法太誇張了？

其實一點也不誇張，只要持續做開運瑜伽，一定會有這樣的改變。我深刻感受到學生們最真實的心情。

不可否認的，絕大多數的人開始練瑜伽之後，現實人生很快就一飛沖天。但其中有許多人在現實生活出現轉變之前，就已經說出「活著真輕鬆」的感想。

原因其實很簡單，當我們接受現實，身心就會煥然一新，開始以不同的眼光看世界。

在持續練瑜伽的過程中，無論是發生的事情或是自己都會變得很完美，無論何時都能感受到自己生活在愛裡。

於是，現實生活也開始轉變，活著這件事變得更輕鬆。**無須拚命努力，好事自然就會發生；無須追逐，機會也會主動找上門。**這就是開運瑜伽引發的變化過程。

《瑜伽經》認為沒有智慧的「無智」狀態是疾病、痛苦等所有問題的根源。既然如此，什麼是無智？無智指的是**未察覺自己就是「神」的狀態**。

你可能也尚未察覺到這一點，但只要持續練開運瑜伽，在不久的將來一定會有這樣的體悟。

個人自身的「真面目」就是神。每個人都能實現自己的願望。如果各位能透過本書察覺這項事實，將是本人最大的榮幸。

未來，你的人生將會有怎樣的轉變？

歡迎各位透過開運瑜伽，為自己帶來開心的每一天，擁有幸運人生。

衷心期待有一天我也能聽到你的幸福故事。

Sattvic Life Academy 主席導師　皇昌季

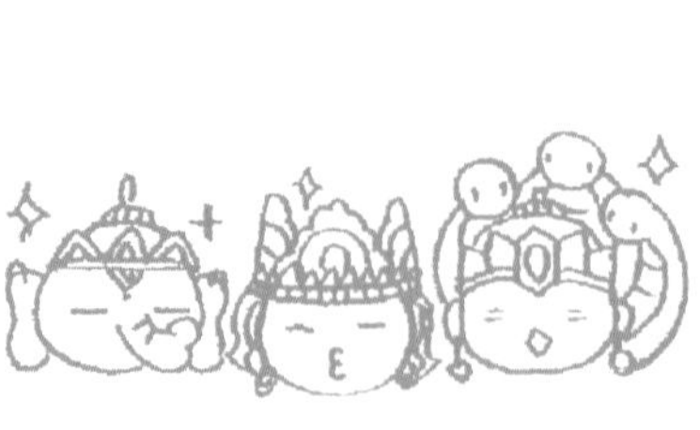

BH0054

# 開運瑜伽

融合腦科學，運用古印度智慧的最強靈性開運法！

開運ヨガ：世界一カンタンな潛在意識をひらく方法

作　　者｜皇昌季
譯　　者｜游韻馨
責任編輯｜于芝峰
協力編輯｜洪禎璐
美術設計｜劉好音

發 行 人｜蘇拾平
總 編 輯｜于芝峰
副總編輯｜田哲榮
業務發行｜郭其彬、王綬晨、邱紹溢
行銷企劃｜陳詩婷

國家圖書館出版品預行編目（CIP）資料

開運瑜伽／皇昌季著；游韻馨譯. －初版. －臺北市：橡實文化出版：大雁出版基地發行，2020.02
128 面；14.8×21 公分
譯自：開運ヨガ：世界一カンタンな潜在意識をひらく方法
ISBN 978-986-5401-18-4（平裝）

1. 瑜伽

411.15　　108022842

出　　版｜橡實文化 ACORN Publishing
臺北市 105 松山區復興北路 333 號 11 樓之 4
電話：（02）2718-2001　傳真：（02）2719-1308
E-mail 信箱：acorn@andbooks.com.tw
網址：www.acornbooks.com.tw

發　　行｜大雁出版基地
臺北市 105 松山區復興北路 333 號 11 樓之 4
電話：（02）2718-2001　傳真：（02）2718-1258
讀者服務信箱：andbooks@andbooks.com.tw
劃撥帳號：19983379　戶名：大雁文化事業股份有限公司

印　　刷｜中原造像股份有限公司
初版一刷｜ 2020 年 2 月
定　　價｜ 330 元
ISBN 978-986-5401-18-4

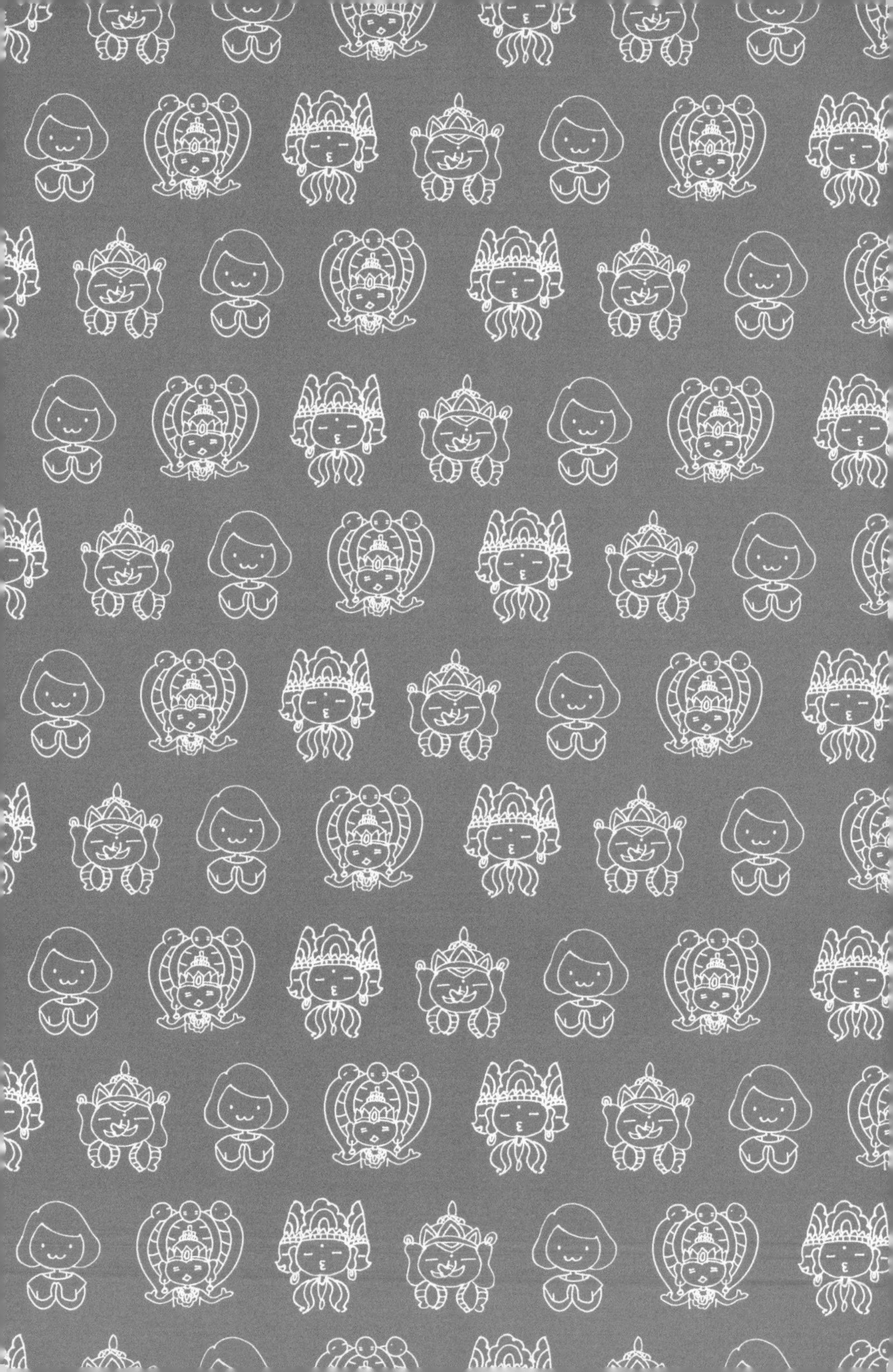

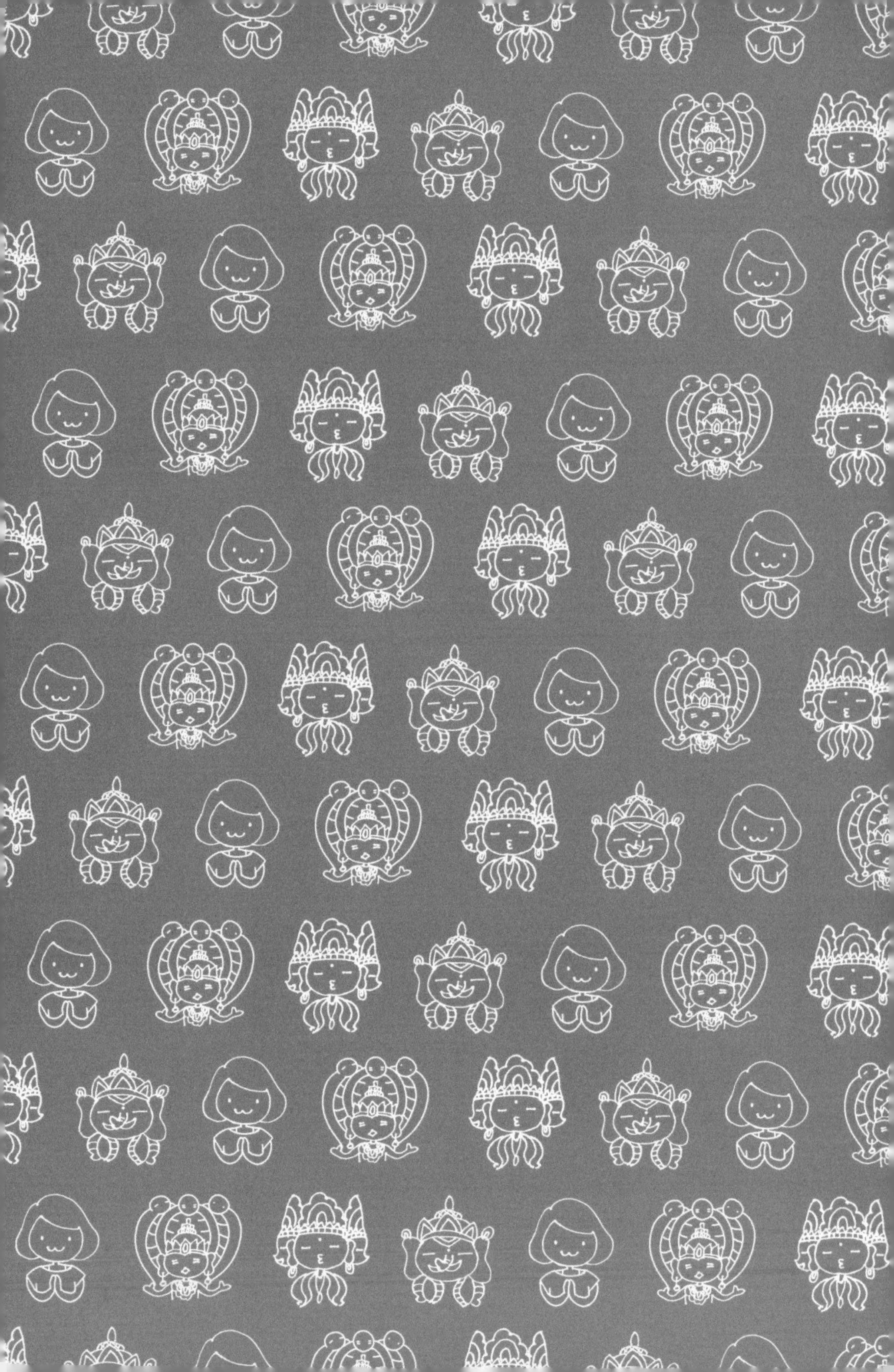

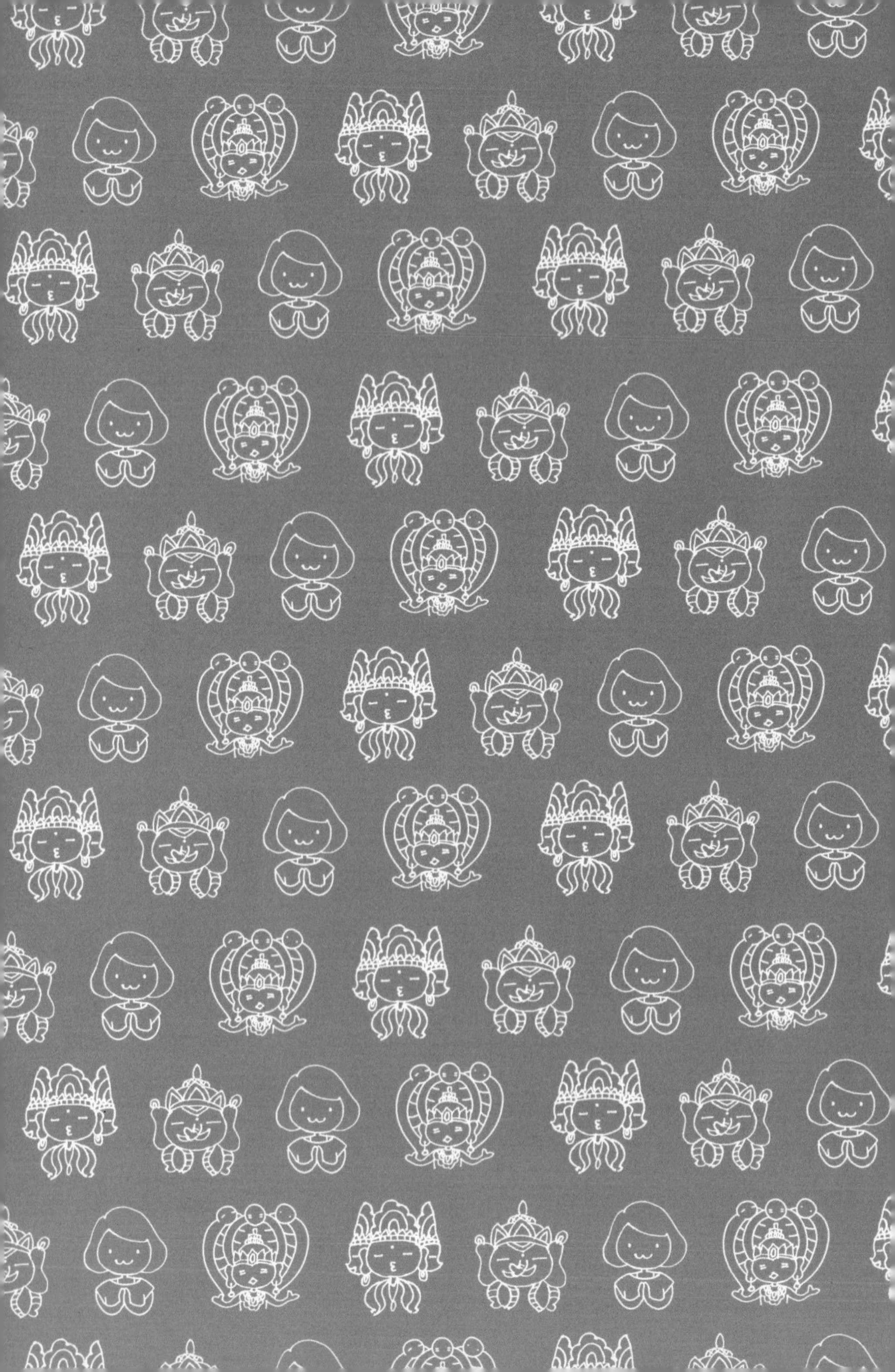